Mit Kindern essen

Gemeinsam genießen in der Familienküche

Edith Gätjen ist Oecotrophologin und Dozentin an der UGB-Akademie im Bereich Säuglings- und Kinderernährung. Sie bildet Hebammen, Krankenschwestern, Ernährungsberaterinnen und Eltern in den Bereichen Kinderernährung sowie Ernährung in Schwangerschaft und Stillzeit aus. Zudem hat sie mehrere Ratgeber zum Thema „Essen in der Familie“ verfasst.

1. Auflage, Januar 2016, 5.000 Exemplare

ISBN 978-3-86336-061-0
Printed in Germany

Inhalt

Vorwort

Mit Kindern essen – gemeinsam genießen in der Familienküche. Wie das gelingen kann, ist Thema dieses Buches. Es wendet sich an Eltern von Kleinkindern, Kindergarten- und Grundschulkindern sowie an alle, die in der Tagespflege, in Kitas, Kindergärten und Schulen für die Ernährungserziehung von Kindern verantwortlich sind. Da diese aber mit dem Ende der Grundschulzeit nicht abgeschlossen ist, können auch Bezugspersonen von älteren Kindern und Jugendlichen von diesem Ratgeber profitieren.

Eine Familie sitzt am Tisch: Mutter, Vater, ein, zwei oder drei Kinder. Wer ist noch mit dabei? Wenn man es genauer betrachtet, dann sitzen außerdem viele unsichtbare Gäste am Tisch: die Großeltern der Kinder und der Eltern, Erzieherinnen und Erzieher aus der Kita oder dem Kindergarten, die Freunde, die Werbung, vielleicht sogar die Deutsche Gesellschaft für Ernährung. Mit dabei sitzen auch noch Religionen, Traditionen, Gewohnheiten, Ängste, Allergien und vielleicht auch das schlechte Gewissen. Eigentlich dachte die Familie, der Tisch sei genau passend – doch zusammen mit den heimlichen Gästen, die sich mal mehr, mal weniger stark bemerkbar machen, wird es für den Genuss schnell zu eng und es kann zu Konflikten kommen.

Wäre es da nicht einfacher, wenn jeder allein eine schnelle Mahlzeit aus dem Kühlschrank, der Mikrowelle oder gar aus dem Arzneikasten zu sich nimmt? Für Unterhaltung beim Essen sorgen doch auch Smartphone oder Fernseher. Nein! So soll es nicht sein! Der Verzicht auf gemeinsame Mahlzeiten würde uns um die wichtigste Beziehungszeit mit unseren Kindern bringen.

Denn Essen und Trinken haben eine viel größere Bedeutung, als nur dafür zu sorgen, dass wir satt werden und gesund bleiben. Gemeinsam Mahlzeiten zu planen, einzukaufen, zu kochen und zusammen am Tisch zu sitzen, das heißt: sich austauschen, voneinander lernen und zusammen genießen. Gemeinsam zu essen macht Spaß und spricht den Körper, den Geist und die Seele an. Mit Essen bewusst umzugehen heißt, viel über sich und die Umwelt, aber auch über Lebensmittel und deren Herkunft zu lernen.

Immer wieder sind Familien mit der Frage an mich herangetreten, wie sie besser mit der Tatsache umgehen können, dass der Esstisch ein Marktplatz der Gefühle und Konflikte ist. Als vierfache Mutter, einfache Großmutter und systemische Familientherapeutin mit 25-jähriger Erfahrung in der Essberatung habe ich ein funktionierendes Lösungskonzept erarbeitet. Dieses möchte ich Ihnen in Grundzügen hier vermitteln.

Was Kinder essen und was sie wissen sollten, damit sie gesund, körperlich und geistig fit bleiben, ist den meisten Erwachsenen bekannt. Eltern haben die Aufgabe und auch den Wunsch, ihre Kinder gut – gesundheitsförderlich – zu ernähren. Erzieher und Erzieherinnen, Lehrer und Lehrerinnen haben zusätzlich die Ernährungsbildung im Blick. Weniger bekannt ist häufig, welche Bedürfnisse Kinder haben und wie im Alltag, verbunden mit der elterlichen Verantwortung, darauf eingegangen werden kann. Das ist das eigentliche Thema am Familientisch, auf das in diesem Buch ausführlich eingegangen wird.

„Mit Kindern essen“ gliedert sich in zwei Hauptteile: einen **Theorieteil**, in dem Sie Informationen darüber bekommen, wie Kinder essen, welches ihre eigentlichen Bedürfnisse sind und wie Sie diese mit Ihren elterlichen Erwartungen an eine gesundheitsförderliche Ernährungsweise in Einklang bringen können. Ziel ist, dass alle am Tisch glücklich sind. In diesem Teil finden Sie auch Empfehlungen für eine vollwertige Kinderernährung und erfahren, was, wie viel und wann Kinder essen sollten. Im Anschluss daran wird erläutert, wie mit sogenannten Kinderlebensmitteln umgegangen werden kann. Informationen über Allergien und Lebensmittelunverträglichkeiten sowie Antworten auf häufige Elternfragen und -sorgen schließen den Theorieteil ab.

Im **Praxisteil** finden Sie über 120 erprobte Rezepte mit Gerichten aus verschiedenen Ländern. Die Rezepte sind nach einem Baukastenprinzip in vier Kapitel eingeteilt:

- Frühstück – erste Hauptmahlzeit
- warme Hauptmahlzeiten
- Zwischenmahlzeiten und Desserts
- kalte Hauptmahlzeiten

Die Gliederung hilft Ihnen, die Mahlzeiten, die eventuell außer Haus eingenommen werden, durch entsprechende Gerichte aus den anderen Rubriken zu ergänzen. Ein Zusatzkapitel mit Vorschlägen für Kindergeburtstage rundet den Rezeptteil ab.

Mit diesem Buch möchte ich Ihnen Anregungen geben, wie Sie Ihre Familie und die möglichen „unsichtbaren Gäste" einladen können, gemeinsam vergnügt am Esstisch zusammenzusitzen, tolle Gerichte zu genießen, die abwechslungsreich und gesundheitsförderlich sind. Ich möchte Sie darin unterstützen, die ganze Familie gut und vollwertig zu versorgen, dabei die Entwicklung der Kinder zu fördern sowie über Aktivitäten rund um den Esstisch – vom Planen über gemeinsames Kochen bis zum Genießen – die Eltern-Kind-Beziehung zu intensivieren.

Ich wünsche Ihnen viel Spaß beim Lesen und beim gemeinsamen Genießen!

Edith Gätjen

Kinder essen, was ihnen schmeckt

Die Entwicklung des Geschmackssinns

Kommt ein Kind zur Welt, hat es noch keine speziellen Essgewohnheiten, sondern reagiert nur auf sein Hunger- und Sättigungsgefühl. Zwei Dinge sind jedoch genetisch vorgegeben: die Vorliebe für „Süßes" und die Abneigung gegen „Bitteres" und „Saures". Diese drei Geschmacksrichtungen werden bereits im Mutterleib ausgebildet und haben evolutionsgeschichtlich dazu beigetragen, dass der Mensch überlebt hat. Denn süß sind alle Lebensmittel, die nährstoffreich und meist ungiftig sind. Die abgelehnten Geschmacksrichtungen „bitter" und „sauer" stehen hingegen für giftig und ungenießbar. Die Geschmacksempfindung für „salzig" entwickelt sich um den 4. bis 6. Lebensmonat. Zwei bis drei Monate später kommt dann „umami" dazu, diese Geschmacksrichtung steht für Fleischiges und Fettes.

Wann entwickelt sich der Geschmackssinn? Bereits ab der 8. Schwangerschaftswoche bilden sich die ersten Geschmacksknospen aus, ab der 12. Schwangerschaftswoche der Schluckreflex. Daher kann das ungeborene Kind über das heruntergeschluckte Fruchtwasser (bis zu 750 ml pro Tag) und das Nabelschnurblut die natürlichen Aromen aus der Nahrung der Mutter, die in diese Flüssigkeiten übergehen, kennenlernen. Schmeckt das Fruchtwasser besonders süß, zeigt das ungeborene Kind einen zufriedenen Gesichtsausdruck und erhöht die Trinkmenge. So beginnt die Geschmacksprägung schon im Mutterleib. Durch soziokulturelle Lernprozesse wird sie ein Leben lang weiterentwickelt. Ob „süß" die bevorzugte Geschmacksrichtung bleibt, wird von außen bestimmt und ist durch Esserziehung und Ernährungsbildung beeinflussbar.

Wird ein Kind mit Muttermilch ernährt, prägt diese seinen Geschmack auf vielfältige Weise, denn schon ein bis zwei Stunden nach einem Mittagessen befinden sich dessen Aromen in der Muttermilch. Daraus folgt: Je vielseitiger die Ernährung der stillenden Frau, umso vielseitiger ist die Geschmacksprägung des Säuglings. Industrielle Säuglingsmilchnahrung hingegen hat einen immer gleichen Geschmack, der von der Industrie vorgegeben ist. Man kann beobachten, dass Kinder, die lange gestillt worden sind, mutiger zu neuen Lebensmitteln greifen. Ein naheliegender Grund dafür könnte sein, dass sie nicht nur in der Schwangerschaft, sondern auch in der Stillzeit viele unterschiedliche Geschmacksrichtungen erlebt haben.

Der nächste Schritt in der Geschmacksprägung vollzieht sich mit dem Übergang zur Beikost. Wird diese selbst hergestellt, hat das Kind täglich neue und natürliche Geschmackserlebnisse – auch, wenn immer die gleichen Obst- und Gemüsesorten verwendet werden. Denn selbst hergestellte Beikost ist geschmacklich nicht standardisiert. Wurde der Geschmack eines Lebensmittels einmal angenommen, fasst ein Kind eher den Mut, sich an Neues heranzutrauen. Unbekannte Nahrungsmittel werden dabei besser akzeptiert, wenn sie mit gewohnten und vertrauten kombiniert werden.

Auf diesem Prinzip basiert auch das Vorgehen beim Einführen der Beikost, welches sich für das Heranführen eines Kleinkindes an den Familientisch bewährt hat: Zum Beispiel wird zunächst reines Möhrenmus angeboten. Wenn es akzeptiert ist, wird es durch Kartoffeln ergänzt, und wenn das Möhren-Kartoffel-Mus fast eine Milchmahlzeit ersetzt hat, wird eine kleine Menge Rindfleisch bzw. Fisch untergerührt. Also: Neues wird immer mit Bekanntem und Vertrautem kombiniert.

Was Hänschen nicht lernt, lernt Hans nimmermehr?

Das trifft auf die Geschmacksentwicklung nicht zu! Unser Geschmackssinn ist entwicklungsfähig, neugierig und bereit, sich zu verändern. Daher ist es für ein Kind wichtig, von Zeit zu Zeit mit neuen oder bereits bekannten – aber noch nicht geliebten! – Lebensmitteln in Kontakt zu kommen. Es gibt Lebensmittel, an die wir uns erst gewöhnen müssen. Und bis wir sie genießen können, brauchen wir viele positive Kontakte in angenehmer Atmosphäre mit guten, engen Beziehungen. Denn in der Kindheit werden die Muster für das spätere Essverhalten geprägt.

Biologische Sicherungsprogramme und Erfahrungen

Was der Bauer nicht kennt, das frisst er nicht!?

Diesem Sprichwort liegt ein angeborenes Sicherheitsprinzip zugrunde. Es ist in den ersten Lebensjahren bei einigen Kindern noch sehr dominant – besonders bei denen, die gegenüber dem Essen vorerst etwas distanzierter sind.

Die Angst vor unbekannten Lebensmitteln ist im Alter von 18 bis 30 Monaten am größten. Das hat die Natur klug eingerichtet. Denn zu diesem Zeitpunkt sind Kinder bereits mobil und könnten sich alles Mögliche in den Mund stecken. So schützt sie die Angst vor Unbekanntem vor Gesundheitsschädlichem, das z. B. irgendwo auf dem Boden liegt. Wenn ein Lebensmittel anders aussieht, riecht oder schmeckt als gewohnt, lehnt ein Kind es in den ersten

Lebensjahren häufig ab, denn es könnte ja verdorben sein. Dazu ein kleines Beispiel: Ein dreijähriges Kind isst jeden Abend ein Brot mit Frischkäse, welches geviertelt ist. An dem Abend, an dem Eltern es in zwei Dreiecke geschnitten haben, lehnt das Kind das Brot ab, denn es entspricht nicht seinen Erwartungen.

Positive Erfahrungen machen Mut

Wenn ein Kind während und nach dem Essen mit einem Lebensmittel gute Erfahrungen macht, ist es bereit, dieses erneut zu probieren. Seine positiven Erfahrungen bilden dann die Basis für die generellen Erwartungen gegenüber unbekannter Nahrung, die sich im Lauf der Jahre entwickeln. Je älter das Kind wird, umso mehr verschwindet auch seine Angst vor Neuem, denn es ist zunehmend selbst in der Lage, seine Erfahrungen mit einem Lebensmittel auf ein anderes, ähnlich aussehendes oder riechendes zu übertragen. Zum Beispiel: Weißkohl schmeckt so ähnlich wie Spitzkohl. Und wenn das Kind mit Spitzkohl gute Erfahrungen gemacht hat, bekommt Weißkohl eine Chance. Trotz der angeborenen Vorsicht ist der Grad der Angst vor Neuem individuell sehr unterschiedlich. Bei Jungen und Männern ist sie ausgeprägter. Manches spricht dafür, dass sie auch genetisch bedingt ist, da sich häufig in Familien gleiche Muster zeigen.

Auch können freundliche Erwachsene, liebevolle Eltern, Großeltern, Erzieher und Erzieherinnen, Lehrer und Lehrerinnen sowie beste Freunde die Angst vor neuen Lebensmitteln durch ihr Vorleben und ihre Vorlieben verringern. Dabei sollten Erwachsene das tun, was Kinder intuitiv machen: ihr eigenes Gefühl gegenüber dem Essen mitteilen.

Vom Kennenlernen zum Liebenlernen

Je älter ein Kind wird, desto stärker sollte das Essverhalten durch Erziehung begleitet bzw. gelenkt werden. Das biologische Programm läuft im Hintergrund weiter, andererseits wird von Familie, Umfeld und Kultur bestimmt, was, wie, wo, warum und auch wie viel ein Kind isst. Süß ist eine von Natur aus positiv empfundene Geschmacksrichtung, gleichzeitig werden süße Speisen oft in

Von Hobbyessern und Supertastern

So, wie es Kinder und auch Erwachsene gibt, die sich gern bewegen oder Spaß an der Sprache haben, gibt es auch solche, deren Hobby das Essen ist. Vielleicht haben diese Menschen einfach viele gute Erfahrungen mit dem Essen gemacht, vielleicht ist es eine angeborene Leidenschaft – der „Hobbyesser" hat deutlich weniger Angst vor unbekannten Lebensmitteln. Dem Hobbyesser steht der „Supertaster" gegenüber. Ist Ihr Kind ein Supertaster, hat es deutlich mehr Geschmacksknospen auf der Zunge als der Durchschnitt der Menschen.

Diese Kinder schmecken mit deutlich größerer Intensität, süß erscheint ihnen noch süßer, sauer und bitter noch intensiver, und sie können aus einem Gericht die einzelnen Komponenten herausschmecken. Daher machen sie von klein an häufiger als andere Kinder immer wieder auch nicht so gute Erfahrungen mit Lebensmitteln, da ihnen schon kleinste Veränderungen in der Zusammensetzung eines an sich bekannten Gerichts auffallen. Das führt dazu, dass die Angst vor Neuem sie länger begleitet.

besonderen, angenehmen Situationen gegessen. Der Geburtstagskuchen, ein Dessert im Restaurant, das Eis am Strand oder auch als Belohnung wird mit liebevoller Zuwendung verbunden. Das verstärkt die natürliche Bevorzugung des Süßen. Bitteres oder Saures hingegen wird eher mit negativen Situationen verbunden: „Wenn du den Rosenkohl nicht isst, dann gibt es auch keinen Nachtisch." Druck, Ablehnung und das Gefühl des Alleinseins werden mit den bitteren Lebensmitteln verbunden. Daher ist es sinnvoll, Nahrungsmittel, die auf Grund der biologischen Schutzprogramme eher abgelehnt werden, immer wieder in guter und angenehmer Atmosphäre anzubieten und mit vertrauten und geliebten Lebensmitteln zu kombinieren.

Da sich der Geschmackssinn durch viele Einflussfaktoren während des ganzen Lebens wandelt – als Erwachsener haben wir zum Beispiel nur noch halb so viele Geschmacksknospen wie ein Säugling –, verändern sich auch Vorlieben und Abneigungen lebenslang. „Rosenkohl, den habe ich als Kind gehasst, heute liebe ich ihn!" – diese Aussage ist nicht selten. Was für eine Chance!

Positive Gefühle und eine gute Atmosphäre sind entscheidend

Das Essen von süßen Lebensmitteln, beispielsweise von Schokolade oder Eis, erzeugt sofort gute Gefühle, bei Kindern ein entscheidender Faktor. Manchmal reicht dafür schon aus, nur die Verpackung einer bevorzugten Schokocreme zu sehen. Kinder und Jugendliche (aber auch manche Erwachsene) können lange Zeiträume noch nicht überblicken und daher nicht die Schlussfolgerung ziehen, dass zu viel Süßes und auch Fettes auf Dauer nicht gesundheitsförderlich sind, wo sie doch direkt so angenehme Gefühle auslösen. Und Karies oder Diabetes bekommt man ja nicht sofort nach dem Essen von Süßem.

Wo, in welcher Atmosphäre und mit wem Kinder essen, sind entscheidende Faktoren für positive Erlebnisse mit Lebensmitteln. Immer wieder kann man beobachten, dass Kinder manche Gerichte nur bei den Großeltern essen, denn Großeltern symbolisieren in der Regel Zeit und Zuwendung. Beim Picknick im Sommer auf der Wiese schmecken Lebensmittel auch immer doppelt so gut wie zu Hause am Küchentisch. Ein weiteres Beispiel aus der Erwachsenenwelt: Im Urlaub auf der griechischen Insel genossener Käse und Wein schmecken zu Hause nicht mehr halb so köstlich. Dieses Phänomen zeigt, wie wichtig es für eine gelingende Esserziehung ist, dass eine gute Stimmung und gute Beziehungen am Tisch herrschen.

Abneigung und Unverträglichkeit

Abneigung gegenüber einem Lebensmittel können wir auch entwickeln, wenn wir nach seinem Verzehr mit Übelkeit oder Erbrechen reagiert haben. Dabei ist es unerheblich, ob dieses Lebensmittel tatsächlich für die Übelkeit verantwortlich war oder ob sich zufällig zeitgleich eine Magen-Darm-Grippe breitgemacht hat. Manchmal wird es daraufhin ein Leben lang gemieden. Diese Reaktion muss man akzeptieren – vielleicht kann das Lebensmittel in einem anderen Kontext eine neue Chance bekommen.

Bei kleinen Kindern beobachtet man immer wieder, dass sie beispielsweise vehement die Milch ablehnen. Später stellt sich heraus, dass sie tatsächlich eine Milchunverträglichkeit haben – manchmal wissen schon Säuglinge gut Bescheid. Hier sollten Eltern die Kompetenz des Kindes akzeptieren und in diesem Sinn mit dem Kinderarzt Rücksprache halten, insbesondere wenn es sich um ein Grundnahrungsmittel handelt. So schützen uns unsere biologischen Programme davor, etwas zu essen, was uns nicht bekommt.

Schutz vor einseitigem Essen

Damit ein Kind nicht zu einseitig isst und somit womöglich einen Mangel an bestimmten Nährstoffen bekommt, greift ein weiteres Sicherungssystem. Vielleicht kennen Sie das auch aus eigener Erfahrung: Man isst wochenlang mit großem Genuss und am liebsten jeden Tag Bananenquark, und dann, von heute auf morgen, lehnt man ihn intuitiv ab, man kann keinen Bananenquark mehr sehen. Kinder reagieren entsprechend, indem sie sagen, sie würden den Quark nicht mehr mögen. Hier spricht man von einer „spezifisch sensorischen Sättigung". Sie ist ein Auslöser dafür, dass wir Abwechslung in unsere Essenswelt bringen.

Essen mit allen Sinnen

Nicht nur der Geschmack ist dafür verantwortlich, ob wir ein Lebensmittel ablehnen oder annehmen – entscheidend ist auch sein Geruch. Der Geruchssinn beeinflusst die Wahrnehmung unterschiedlicher Geschmacksrichtungen. Wussten Sie, dass 70 bis 80 Prozent der Geschmackswahrnehmung auf dem Geruch basieren? Kinder besitzen nicht nur doppelt so viele Geschmacksknospen wie Erwachsene, sondern auch einen besonders entwickelten Geruchssinn. Schon Säuglinge fühlen sich vom Duft der Muttermilch angezogen. In Hungersituationen ist der Geruchssinn noch ausgeprägter und bestimmt somit das Verhalten des Kindes. Gewohnte Gerüche wirken tröstend und beruhigend, vermitteln Vertrautheit. Unbekannte Gerüche rufen Ablehnung hervor und bei älteren Kindern auch ein Hinterfragen.

Besonders bei Kindern wollen alle Sinne angesprochen werden, da sie ja in den ersten Lebensjahren über alle ihre Sinne lernen – die Erwachsenen können zusätzlich ihren Verstand und ihr Geschmacksgedächtnis einsetzen. Die Farbe und die farbliche Zusammenstellung sowie die Art und Weise, wie das Essen angerichtet wird, haben für Kinder einen großen Einfluss darauf, ob das Gericht überhaupt angenommen wird. Die Geräusche beim Abbeißen, das Mundgefühl und auch das Kauen sind ebenfalls entscheidend. Wenn diese Sinneseindrücke nicht den Erwartungen entsprechen, führt das eher zu einem geringeren Genuss oder gar zur Ablehnung. So isst eben nicht nur das Auge mit, sondern auch die Nase, das Ohr und die Hände.

Die biologischen Sicherheits- und Schutzprogramme

- Ich liebe Süßes
- Ich lehne Saures und Bitteres ab
- Ich brauche konzentrierte Energie
- Ich verlasse mich auf meine Eltern
- Ich versuche, mich auf mich zu verlassen
- Ich habe Angst vor Unbekanntem
- Ich mag plötzlich das vertraute Essen nicht mehr

Fazit: Die Reaktion der Kinder verstehen – gute Beziehungen pflegen

Ihr Kind kommt nicht nur mit eigenen Bedürfnissen, sondern auch mit einem gut funktionierenden und überlebenswichtigen biologischen Schutzprogramm auf die Welt. Die Aufgabe der begleitenden Erwachsenen besteht darin, die Kinder mit ihren Bedürfnissen anzunehmen, die biologischen Programme zu verstehen und mit beiden wertschätzend umzugehen.
Gelingt dies, können unsere Kinder zum Essen und zu uns Erwachsenen eine gute Beziehung aufbauen.
Denn: Essen hat etwas mit Beziehung zu tun, mit Beziehung zum Lebensmittel selbst und zu den Menschen, mit denen

gegessen und von denen Essen gelernt wird. Und damit Essen nicht zu einem Problem auf der Beziehungsebene wird, ist Erziehung erforderlich. Nur dann können sich die Erwartungen der Erwachsenen erfüllen, Kinder zu gesundheitsförderlichem Essen zu führen. Gelingt ein positiver Beziehungsaufbau nicht, wird der Esstisch häufig zum Konfliktfeld: Denn für Kinder und Jugendliche, besonders für diejenigen, die andere Hobbys haben als Essen, ist er ein bevorzugter Ort, um allgemeine Schritte in ihrer Entwicklung mit ihren Herausforderungen und Hindernissen abzuarbeiten.
So lassen sich zum Beispiel Selbstwirksamkeit und Autonomie am Tisch hervorragend ausprobieren. Kleinere Kinder haben nur drei Bereiche, in denen sie sich gegenüber den Erwachsenen behaupten können: das sind der Schlaf, die Sauberkeitsentwicklung und das Essen. Wenn ein Kind nicht schlafen möchte, haben Eltern keine realistische Chance, etwas dagegen zu unternehmen – und wenn ein Kind nicht essen möchte, ebenso wenig.
Hier sollten die Eltern zunächst überlegen, welche nicht beachteten Bedürfnisse des Kindes hinter dem Verhalten stecken können. Auch später in der Jugend ist der Esstisch ein beliebtes Feld, auf dem Jugendliche ihren Eltern deutlich machen können, dass sie sich von ihnen ablösen, einen eigenen Weg einschlagen und mit neuen Ideen, die nicht denen der Eltern entsprechen, ihr Erwachsenwerden selbst in die Hand nehmen.

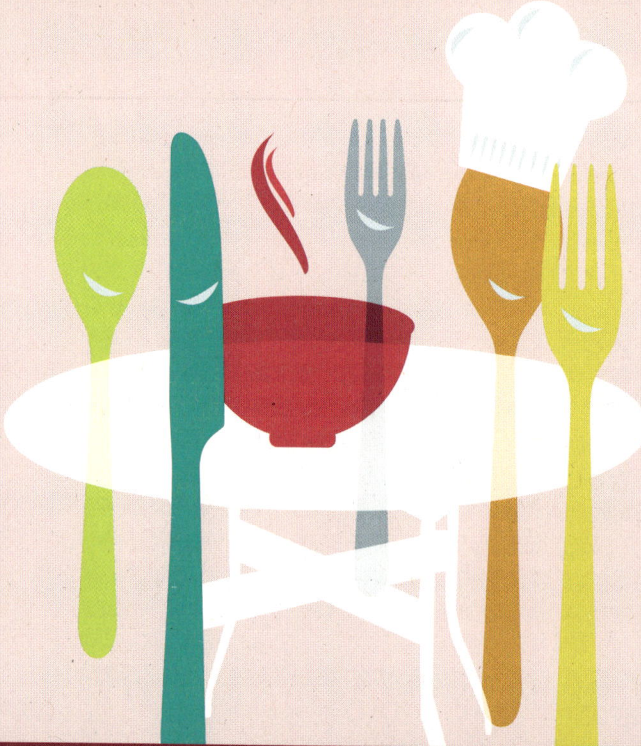

Zufriedenheit am Tisch

Die gegenseitigen Erwartungen

Um für alle Zufriedenheit am Tisch zu etablieren, ist es für die Erwachsenen wichtig, die Bedürfnisse der Kinder kennenzulernen und sich ihre eigenen Erwartungen bewusst zu machen, die sie in Bezug auf eine gesundheitsförderliche Ernährung und ein genussvolles Essen an die Kinder haben.

Jetzt gilt es, die Erwartungen der Eltern/Erwachsenen und die Bedürfnisse der Kinder an einen Tisch zu bringen. Ist die Differenz zwischen beiden zu groß, entsteht ein Problem. Die Erwachsenen neigen dazu, sich über das Verhalten des Kindes zu ärgern, aber die dahinter steckenden Bedürfnisse nicht zu sehen. Rasch wird dem Kind zugeschrieben, es habe ein Problem mit dem Essen. Auf jeden Fall ist es ein „schwieriger Esser". Der bessere Weg ist

Das erwarten Erwachsene von den Kindern – sie sollten ...

- körperlich und geistig gesund und fit bleiben
- offen gegenüber den Lebensmitteln sein
- Spaß am gemeinsamen Einkaufen und Essen haben
- Zeit für gemeinsame Mahlzeiten haben
- gutes Essen als normal empfinden
- respektvoll mit Lebensmitteln umgehen

Das sind die Bedürfnisse der Kinder – sie möchten ...

- sich auf ihr Gefühl verlassen dürfen und nicht auf den Verstand der Erwachsenen
- die Verantwortung für ihren Appetit, Hunger und ihr Sattheitsgefühl selbst übernehmen
- Essen, das gut aussieht, riecht, schmeckt und sich gut anfühlt
- unbekanntes Essen lieber gemeinsam mit Vertrautem ausprobieren
- Übersichtlichkeit auf dem Teller
- Spaß
- sich während und nach dem Essen wohlfühlen

sicherlich, zunächst die Bedürfnisse des Kindes zu erkennen, sich z. B. zu fragen: Warum lehnt das Kind das Essen ab? Ist momentan die Angst vor dem Unbekannten groß? Oder möchte es mehr Eigenständigkeit? Dann können die Erwachsenen überdenken, inwieweit sie bereit sind, ihre Erwartungen anzupassen und ihr Verhalten so zu verändern, dass sie den Kindern am Tisch Respekt entgegenbringen. Besonders wichtig ist, ein gutes Vorbild zu sein bzw. gemeinsam mit den Kindern an dieser Vorbildfunktion zu arbeiten.

Voraussetzungen für gelingende Esserziehung

Vorbild kann nur sein, wer sich seines Verhaltens bewusst ist, wer sich auch authentisch verhält. Nur wem klar ist, woher manche seiner Vorlieben und der – möglicherweise nicht immer vorbildliche – Umgang mit Essen stammen, kann darauf aufbauend seine Wünsche und Erwartungen an sich selbst und das Kind formulieren und glaubwürdig vertreten. Vor der Esserziehung steht daher, das eigene Essverhalten zu reflektieren. Denn: Es wird nicht gelingen,

Regeln in der Familie oder Gruppe mit Leben zu füllen, die man auf der Ebene des Verstands zwar bejaht, mit denen man sich aber aus vielleicht unbewussten Gründen nicht wohlfühlt.

Solche Fragen können sein: Welche Beziehung habe ich selbst zum Essen? Welche Bedürfnisse habe ich in Bezug auf Essen und gemeinsame Mahlzeiten? Stimmt mein eigenes Essverhalten mit meinen Erwartungen an mich und an das Kind überein? Wie, wann, was, wo, warum esse ich? Wie ist mein Kühlschrank bzw. meine Vorratskammer bestückt? Lebe ich 24 Stunden am Tag vor, was ich von meinem/dem Kind erwarte? Weitere Anregungen, wie Sie den Motiven für Ihr Essverhalten auf die Spur kommen können, finden Sie im Text auf S. 21 bis 24 „Reflexion der eigenen Essbiografie“.

Alle Bezugspersonen sind gefragt. Die meisten Kinder essen bereits spätestens ab dem 2. Lebensjahr 15 Mahlzeiten pro Woche außer Haus. Dabei begleiten sie wechselnde Bezugspersonen. Alle bringen ihre eigene Essbiografie mit. Zu Hause sind es in der Regel zwei Erwachsene, in Kita und Schule deutlich mehr. Daraus wird klar, wie wichtig es ist, für gemeinsame Mahlzeiten gemeinsame Regeln aufzustellen, um den Kindern eine Orientierung zu ermöglichen, um gemeinsame Erziehungsziele in Bezug auf gesundes Essen und Genuss zu etablieren. Ein weiterer wichtiger Einflussfaktor ist die Ernährungsindustrie mit ihrer massiv wirkenden Werbung.

Esserziehung bedeutet, so lässt sich zusammenfassen, vor dem Hintergrund der unterschiedlichen Essbiografien der Bezugspersonen, den angeborenen biologischen Programmen und dem Angebot der Ernährungsindustrie Kinder zu einem gesundheitsförderlichen Essverhalten hinzulenken.

Reflexion der eigenen Essbiografie

Die folgenden Leitfragen und Anregungen sollen helfen, sich die eigene Beziehung zum Essen bewusster zu machen, um dadurch authentisch handeln zu können und bei Bedarf Einstellungen und Gewohnheiten zu verändern.

Zunächst zwei grundlegende Fragen:

Stimmt mein Essverhalten mit meinen Erwartungen an mich selbst überein? Stimmt mein Essverhalten mit meinen Erwartungen an mein Kind/die Kinder überein?

Sie werden wahrscheinlich feststellen, dass manche Ihrer Gewohnheiten nicht Ihrem Ideal entsprechen. Nicht alle müssen verändert werden – ein ehrlicher Umgang mit ihnen kann manchmal hilfreicher sein. Ein Beispiel: Vermutlich gibt es Lebensmittel, von denen Sie wissen, dass sie nicht gesundheitsförderlich sind, und dennoch essen Sie diese regelmäßig mit dem Gefühl, dass sie Ihnen guttun und dass Sie Ihre Gewohnheit beibehalten möchten. Dieses „Guttun" vollzieht sich häufig eher auf der emotionalen oder der Beziehungsebene als auf der körperlichen – oft unreflektiert, eventuell begründet in der eigenen Familiengeschichte und ebenso häufig unbewusst.

Wenn Sie diese Erkenntnis gewonnen haben, geht es im zweiten Schritt darum, dies zu akzeptieren. Der dritte Schritt wäre, diese Verhaltensweise – zum Beispiel an jedem Morgen zunächst einen Toast mit Schokocreme zu essen – auch Ihrem Kind zuzugestehen. Der Toast am Morgen wird so gemeinsam genossen, nicht zum Gegenstand einer Diskussion und erst recht nicht vor dem Kind verheimlicht.

Sicher gibt es aber auch Angewohnheiten, die Sie aufgeben möchten. Zum Beispiel den häufigen Verzehr von süßem Fruchtjoghurt, wobei Sie feststellen: „An dieser Gewohnheit hängt mein Herz nicht, denn Naturjoghurt mit frischem Obst schmeckt mir eigentlich besser – wenn es auch mehr Arbeit macht." Dann können Sie etwas ändern und das Ihrem Kind gegenüber mit gutem Gefühl und Genuss vermitteln.

Wenn Sie sich fragen, ob Ihr Essverhalten mit den Erwartungen an Ihr Kind übereinstimmt, ist es wichtig, dass Sie sich Ihre innere Haltung bewusst machen: Kinder machen uns alles nach und ganz besonders die Dinge, die wir mit Liebe und gutem Gefühl tun. Wenn Eltern oder Erzieher z. B. mit großer Freude ihr Müsli zubereiten und mit Genuss am Morgen essen, dann bemerkt ein Kind das genau. Die Erwartung, dass auch das Kind genussvoll sein Müsli isst, wird sich sehr wahrscheinlich im Lauf der Zeit erfüllen. Essen die Erwachsenen das Müsli aber widerwillig, nur weil sie wissen „Müsliessen ist für Kinder wichtig" und weil es zu ihrem Erziehungskonzept bzw. zum Bildungskonzept der Kita gehört, Kinder gesund zu ernähren, sind die Chancen gering, Spaß am Müsli zu vermitteln.

Welche Beziehung habe ich zum Essen und zu Lebensmitteln? Eher positiv oder negativ?

Insbesondere, wenn Essen mit Kontrolle zu tun hat, sind alle Themen rund ums Essen schnell negativ belegt – sei es, dass Kalorien gezählt werden, sei es, dass der Gesundheitswert bei jeder Mahlzeit stimmen muss, auch wenn das Zubereiten von Mahlzeiten und die Mahlzeiten selbst als anstrengend empfunden werden. Diese Einstellung schränkt die Grundlagen für eine gesundheitsförderliche und liebevolle Esserziehung deutlich ein.

Es ist empfehlenswert, in ganz kleinen Schritten vorzugehen. Nehmen Sie sich eine Mahlzeit vor, die Sie angenehmer gestalten möchten, beispielsweise das Frühstück. Vielleicht gelingt es schon besser, wenn Sie mehr Zeit einplanen. Anstelle Kalorien zu zählen, können Sie die Lebensmittelpyramide (s. S. 39) noch einmal genau betrachten und die Mahlzeit so zusammenzustellen, dass der „grüne Bereich" besonders gut vertreten ist. Verbinden Sie mit dem Planen also den positiven Gedanken: „Ich verwende ab sofort mehr leckere, bunte und gesunde Zutaten wie Obst der Saison", anstatt sich mit Einschränkungen zu belasten: „Ich muss darauf achten, dass das Essen nicht zu viel Kalorien hat." Wenn Sie nach einiger Zeit mit einer Mahlzeit mehr positive Emotionen und weniger Anstrengung verbinden, dann praktizieren Sie das über einige

Wochen, lassen es zur Gewohnheit werden und begeben sich an die nächste Mahlzeit ... Mit Kindern essen lernen!

Welche Wünsche habe ich in Bezug auf die Mahlzeiten? Welche Bedürfnisse sollen sie erfüllen?

Mahlzeiten gemeinsam zu planen, einzukaufen, zu kochen und zu essen, ist unsere Hauptbeziehungszeit mit unseren Kindern. Doch wie sehen unsere – durch Prägung in der Kindheit übernommenen – Einstellungen dazu aus? Auch hier ein Beispiel: In der eigenen Herkunftsfamilie war es so, dass Mahlzeiten eher eine untergeordnete Bedeutung hatten und das Bedürfnis nach Sättigung im Vordergrund stand. Nun möchten Sie aber die Kommunikation und Beziehungszeit stärker in den Vordergrund stellen.

Der erste Schritt, um jahrelange Gewohnheiten zu verändern, ist immer eine Erkenntnis, der Wunsch nach etwas Neuem. Im zweiten Schritt geht es dann um die konkrete Planung. Auch hier nehmen Sie sich zunächst eine Mahlzeit vor, zum Beispiel am Wochenende, wenn ohnehin etwas mehr Zeit ist. Vielleicht gelingt Ihnen ein gemeinsamer Einkauf am Samstagvormittag, um dann am Spätnachmittag zusammen mit der Familie den Pizzaabend mit der Zubereitung des Hefeteigs einzuläuten. Ist die selbst gemachte Pizza am Samstag zur Gewohnheit geworden, bekommt bald eine weitere Mahlzeit eine Chance.

Passt die Bestückung meines Kühlschranks und meiner Vorratskammer noch zu meinem Ernährungskonzept?

Beim Einkaufen, und nicht nur da, sind wir „Gewohnheitstiere“! Wir kaufen das ein, was wir kennen, und suchen zielsicher immer die gleichen Supermarktregale auf und den Bäcker, dem wir vertrauen.

Nun hat sich aber unsere Einstellung zu den Lebensmitteln und deren Zusammenstellung bei den Mahlzeiten durch die Familiengründung verändert. Aber das Innenleben des Kühlschranks und der Vorratskammer haben sich womöglich noch nicht genügend angepasst, denn wir kaufen automatisch ein, was wir gerade verbraucht haben. Nehmen Sie ruhig einmal einen Stift und einen Zettel in die Hand und schreiben Sie auf, welche Dose bzw. Packung, welches Brot oder welches Fertigmüsli Sie nicht mehr nachkaufen möchten und überlegen Sie, was die Alternative sein könnte.

Mit dem veränderten Einkaufszettel finden Sie fast zwangsläufig einen anderen Weg durch den Supermarkt und vielleicht auch einen neuen Bäcker. Schritt für Schritt erarbeiten Sie sich so eine „Runderneuerung“ Ihres Kühlschranks und Ihrer Vorratskammer, die zum veränderten Ernährungskonzept Ihrer Familie passt. Damit fällt es Ihnen dann leichter, den Joghurt mit frischem Obst zuzubereiten, weil die Zutaten vorhanden sind.

Die Grundideen der Esserziehung

Ausgehend von den Bedürfnissen der Kinder, unseren Erwartungen an sie und der Reflexion der eigenen Essbiografie geht es nun darum, sich die Grundideen der Esserziehung bewusst zu machen.

Die Grundideen der Esserziehung

- Wir animieren zum Probieren
- Wir akzeptieren die Ablehnung und unterstützen die Freiwilligkeit
- Wir sind klar und transparent in unserem Verhalten
- Wir sorgen für eine angenehme Atmosphäre
- Wir bestimmen, was, wann und wie es auf den Tisch kommt
- Wir vertrauen den Kindern, dass sie wissen, ob und wie viel sie essen möchten
- Wir unterstützen das Essen mit allen Sinnen
- Wir geben Zeit und Raum für Entwicklung
- Wir stellen gemeinsam Regeln auf und halten uns an sie
- Wir formulieren unsere Gefühle in Bezug auf das Essen. Zum Beispiel:
  - „Diese Gemüsesuppe schmeckt genauso wie die Gemüsesuppe, die meine Großmutter immer für mich gekocht hat – das ist die Großmutter, die auch die schöne Schaukel im Garten hatte und mir immer vorgelesen hat.“
  - „Wenn ich Erdbeeren esse, gibt es bald Ferien, und ich spüre schon die Sonne und rieche das Meer.“

„Früher, wenn ich total durchgefroren aus der Schule nach Hause kam und es nach Grünkohl roch, da wusste ich, gleich wird mir warm und bald ist Weihnachten."

- Wir haben Freude am Essen
- Wir trösten mit Worten und mit Fürsorge

Daraus können Sie für Ihre Familie oder Einrichtung gemeinsame Regeln ableiten.

Wie die Regeln mit den Kinder besprochen und wie ausführlich ihr Hintergrund erklärt werden sollte, hängt vom Alter der Kinder ab. Je jünger die Kinder, desto eher ist es angemessen, die Regeln zunächst selbst vorzuleben und sie später immer wieder aus einer konkreten Situation heraus zu erläutern, z. B.: „Wir warten noch mit dem Essen. Schau mal, es sitzen ja noch gar nicht alle Kinder am Tisch." Und spätestens mit Grundschulkindern kann man die Regeln gemeinsam diskutieren, neu aufstellen und so an die aktuelle Situation anpassen.

Beispiele für gemeinsame Regeln im Essalltag

- Alle helfen mit – Einkauf, Zubereitung, Tischdecken, Tischabdecken
- Zwischendurch und kurz vor dem Essen wird nichts gegessen
- Hände waschen vor dem Essen
- Wir beginnen die Mahlzeit gemeinsam
- Wir warten, bis alle aufgegessen haben
- Unangenehme Gesprächsthemen sind am Esstisch tabu
- Das Essen wird gerecht verteilt
- Wer etwas nicht essen möchte, sagt: „Das möchte ich nicht essen."
- Jeder nimmt sich selbst so viel, wie er mag

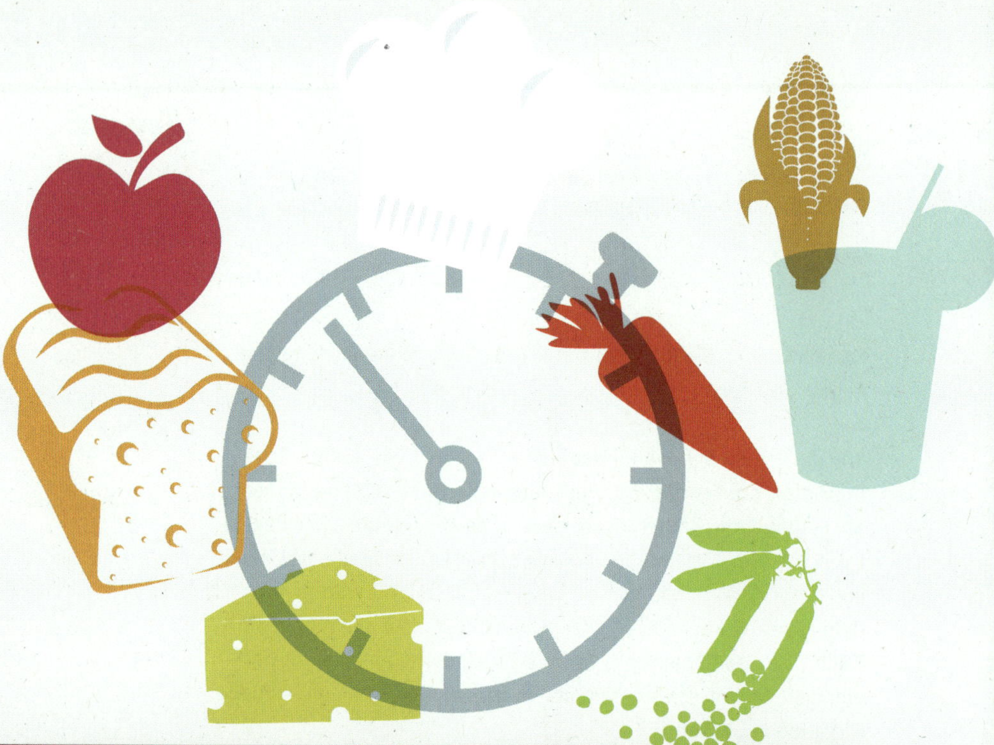

Die Mahlzeiten

Die Bedeutung der Mahlzeiten

Beim Wort „Mahlzeit" denken wir zunächst daran, dass unser Bedürfnis nach Sättigung befriedigt wird. Aber eine Mahlzeit kann mehr! Sie erfüllt verschiedene menschliche Bedürfnisse. Im Vordergrund steht sicherlich die körperliche Ebene: Hunger und Durst sollen gestillt und damit die Energie- und Nährstoffbilanz ausgeglichen werden. Eine Mahlzeit stiftet aber auch Gemeinschaft und bietet eine gute Möglichkeit, Regeln und Normen zu lernen. Hier wird kommuniziert und Beziehungen werden gelebt, denn gemeinsames Essen ist auch Kommunikation. Niemand isst gern allein.

Auf der psychischen Ebene werden beim gemeinsamen Essen die Bedürfnisse nach Sicherheit, Zugehörigkeit, Liebe, Wachstum und Wertschätzung befriedigt.

Außerdem ist eine Mahlzeit – nicht nur in Kita und Schule, sondern auch zu Hause – automatisch eine pädagogische Bildungszeit: Nebenbei lernen Kinder dabei Lebensmittel und deren Herkunft kennen, erfahren etwas über Zubereitungsarten. Ihnen wird Esskultur vermittelt, bzw. sie lernen unterschiedliche Esskulturen kennen. So wird deutlich, dass eine Mahlzeit mehr ist als ein Sättigungsort. Sie dient als:

- Bildungsort,
- Kommunikationsort,
- Emotionsort,
- Beziehungsort und
- Erziehungsort.

Also: Gemeinsam Mahlzeiten zu planen, dafür einzukaufen, sie zuzubereiten und zu genießen, ist alles andere als vertane Zeit! Ich hoffe, mit meinen Ausführungen und Rezepten dazu beizutragen, dass Familien ihre Mahlzeiten gemeinsam gestalten, sich am Tisch treffen und austauschen und so Beziehung leben.

Bei maximal 15 Mahlzeiten pro Woche außer Haus bleiben bestenfalls noch bis zu 20 Mahlzeiten und Zwischenmahlzeiten übrig, bei denen sich die ganze Familie treffen kann. Je älter die Kinder werden, je aufwendiger die Freizeitgestaltung ist, desto schwieriger ist dies zu verwirklichen. Aber bleiben Sie dran: Durch ein gemeinsames Essen am Tag oder zwei am Wochenende kann schon viel Gutes entstehen.

Mahlzeiten in der Kita und auch in der Schule sollten in der Regel die gleichen Bedürfnisse wie Mahlzeiten zu Hause erfüllen – aber sie halten die Kita- oder die Schulgemeinschaft zusammen, nicht Ihre Familie. Das unterstreicht noch einmal die Bedeutung der Familienmahlzeit als beziehungsstiftendes Moment.

Mahlzeiten strukturieren den Tag

Kleine Kinder erfahren ihren Tagesablauf vor allem durch die Mahlzeiten. Sie verbinden damit bestimmte Handlungen, die davor oder danach geschehen.

Nach dem Frühstück zu Hause geht es los in die Kita oder Schule. Das zweite Frühstück gibt es meist aus der Frühstücksbox, dann wird weiter gespielt oder gelernt. Anschließend wird das Mittagessen meist in der großen Gemeinschaft eingenommen, danach gibt es eine kleine Pause. Die Zwischenmahlzeit am Nachmittag – oft schon wieder zu Hause – läutet das Spielen ein. Und nach dem gemeinsamen Abendessen mit der Familie beginnt das Abendritual, und es wird geschlafen.

Rhythmen und Rituale, die täglich wiederkehren, vermitteln Ihrem Kind enorme Sicherheit im Umgang mit den Aufgaben des Alltags, die es bewältigen muss. Aber auch der Biorhythmus gibt eine Einteilung des Tages in vier bis fünf Mahlzeiten vor.

Kinder haben aufgrund ihres starken Wachstums und ihrer großen Aktivität einen hohen Energiebedarf. Da sie pro Mahlzeit aufgrund ihres kleinen Magens aber nicht allzu große Nahrungsmengen aufnehmen können, ihr Energiebedarf aber pro Kilo Körpergewicht höher ist als bei Erwachsenen, sind ihre Energiereserven schnell verbraucht und sollten regelmäßig wieder aufgefüllt werden. So geben ihnen regelmäßige Mahlzeiten ausreichend Energie zum Spielen, Lernen, Entspannen und führen zu guter Laune.

Die vier bis fünf Mahlzeiten setzen sich zusammen aus drei Haupt- und ein bis zwei Zwischenmahlzeiten. Für alle Mahlzeiten gelten die folgenden Maximen.

Maximen für Mahlzeiten

- Gegessen wird im Sitzen
- Gemeinsam statt einsam
- Mahlzeiten haben einen Anfang und ein Ende
- Zwischen den Mahlzeiten liegen jeweils mindestens 2 bis 2 ½ Stunden Abstand
- Zu jeder Mahlzeit gibt es ein energiefreies Getränk
- Zu jeder Mahlzeit gibt es eine Portion Gemüse oder Obst
- Mahlzeiten bestehen aus verschiedenen Lebensmittelgruppen, mindestens die Hälfte kommt aus dem grünen Bereich der Ernährungspyramide (s. S. 39)
- Mahlzeiten sollten alle Sinne ansprechen über Farbe, Geruch, Konsistenz, Geschmack und Aussehen

Halten Sie Mahl*zeiten* ein und vermeiden Sie Daueressen

Wenn ein Kind ständig etwas isst, verspürt es besonders bei den Hauptmahlzeiten keinen großen Hunger. Ein Kind kann dadurch mäkelig werden, denn es kann sich leisten zu sagen: „Heute ist für mich nicht das Richtige dabei." Hunger ist bekanntlich der beste Koch und macht Kinder mutig und neugierig.

Regelmäßige Mahlzeiten helfen außerdem, die physiologischen Leistungstiefs abzumildern, und wirken sich auf die Zahngesundheit positiv aus: Wenn ständig gegessen wird, werden die Zähne auch ständig mit Nahrung umspült, dem „Futter" für die Kariesbakterien.

Das Frühstück

Erstes und zweites Frühstück ergänzen sich. Während der Nacht zehrt der Körper die Energiereserven auf, sodass am Morgen ein Energie- und Nährstoffschub besonders wichtig ist – nicht nur für Kinder. Auch die gemeinsam verbrachte Zeit, die Zuwendung, die ein Kind gleich am Morgen erfährt, gibt ihm den ganzen Tag Sicherheit und Halt.

Fünf Zutaten für ein gelungenes Frühstück

- Genügend Zeit, etwa 20 Minuten
- Getreideprodukte (Vollkornbrot, Flocken)
- Obst oder Gemüse, frisch aufgeschnitten
- Milch oder ein ungesüßtes Milchprodukt
- Wasser oder ungesüßter Tee

In vielen Familien entfällt das gemeinsame Frühstück, weil morgens die Zeit knapp ist oder weil das schon immer so war. Überlegen Sie, was Sie am Vorabend vorbereiten können: z. B. den Tisch decken, Wasser in die Kaffeemaschine füllen, das Obst oder Gemüse waschen und vorputzen. Dann ist am Morgen das Frühstück schnell zubereitet.

Im Rezeptkapitel „Frühstück – erste Hauptmahlzeit" (s. S. 89) finden Sie einige Ideen für kleine oder große Frühstücke.

Die Zwischenmahlzeit am Vormittag

Das zweite Frühstück in Kita oder Schule ergänzt von der Menge und Auswahl her das erste Frühstück. Gab es zu Hause Müsli oder Joghurt mit Obst, gibt es in der Frühstücksbox Vollkornbrot mit Aufstrich oder Käse und aufgeschnittenes Gemüse. Weitere Ideen für die Brotdose finden Sie im Kapitel „Zwischenmahlzeiten und Desserts" (s. S. 151).

Tipps für das Pausenfrühstück

Vier wichtige Zutaten:
- Getreide (Vollkornbrot, Flocken)
- Obst oder Gemüse, frisch aufgeschnitten
- Milch oder ein ungesüßtes Milchprodukt
- Wasser oder Tee

Das Pausenbrot sollte:
- gut schmecken
- gut aussehen und riechen
- sättigen, aber nicht müde machen
- sich gut transportieren lassen
- nicht kleckern
- Energie liefern
- immer Lebensmittel aus dem grünen Bereich der Pyramide (s. S. 39) enthalten

In die Dose gehören:
- frisches Gemüse und/oder Obst
- Vollkörniges: Vollkornbrot, -knäckebrot, -zwieback oder -cracker
- Käse, Frischkäse oder ein anderer Aufstrich
- ab und zu eine kleine Überraschung: ein paar Nüsse, Trockenfrüchte oder ein Haferkeks (Rezept s. S. 164).

Ideen für die Zubereitung:
- Frischkäse – ein idealer Aufstrich für das Pausenbrot!
  - Butter kann eingespart werden
  - Frischkäse klebt gut – Salatblätter oder Gurkenscheiben rutschen nicht heraus
  - Variieren Sie den Frischkäse – peppen Sie ihn auf mit: Tomatenmark Senf, Kräutern, geraspelten Möhren, kleinen Olivenstücken, Curry- oder Paprikapulver

- Gemüse und Obst – Fingerfood für die Pause:
  - handlich schneiden
  - separat verpacken, damit nichts verschmiert, trocken oder braun wird
  - zur Abwechslung mit dem Sparschäler flache Streifen schneiden und aufs Brot legen

Das Mittagessen

Das Mittagessen nehmen die meisten Kinder wochentags in der Kita oder Schule ein. Es sollte ausgewogen, saisonal und nach dem Qualitätsstandard der DGE (Deutsche Gesellschaft für Ernährung) für die Verpflegung in Tageseinrichtungen für Kinder und Schulen zusammengestellt sein (siehe dazu www.fitkid-aktion.de/qualitaetsstandard.html und den DGE-Qualitätsstandard für die Schulverpflegung: www.schuleplusessen.de/qualitaetsstandard.html).

Ein solches Mittagessen bietet: Frischkost, gegartes Gemüse, Sättigungsbeilage – wie Nudeln, Kartoffeln, Reis oder Hülsenfrüchte –, kleine Mengen Fleisch (ein bis zwei Mal pro Woche) sowie einmal wöchentlich Fisch, ab und zu einen Nachtisch.

Informationen und Beratung zur Schulverpflegung und für Kindertagesstätten

Die „Vernetzungsstelle Schulverpflegung NRW", angesiedelt bei der Verbraucherzentrale NRW, berät und unterstützt zu allen Fragen rund um die Schulverpflegung. Sie wird gefördert aus Mitteln des Ministeriums für Klimaschutz, Umwelt, Landwirtschaft, Natur- und Verbraucherschutz NRW (MKULNV), des Ministeriums für Schule und Weiterbildung NRW sowie aus Bundesmitteln des Nationalen Aktionsplans „IN FORM – Deutschlands Initiative für gesunde Ernährung und mehr Bewegung" des Bundesministeriums für Ernährung und Landwirtschaft (BMEL).
Im Projekt „Kita gesund & lecker", ebenfalls finanziert durch das nordrhein-westfälische Verbraucherschutzministerium, profitieren auch Kindertagesstätten von der langjährigen Erfahrung der Verbraucherzentrale NRW. Weitere Informationen finden Sie unter www.schulverpflegung.nrw.de und www.kitaverpflegung.nrw.de.

Für Mittagsmahlzeiten zu Hause finden Sie im Kapitel „Warme Hauptmahlzeiten" (s. S. 108) abwechslungsreiche Vorschläge.

Die Zwischenmahlzeit am Nachmittag

Sie wird je nach Betreuungsart in Schule, Kita oder zu Hause eingenommen. Frisches Obst oder Frischkost sowie ein Milchprodukt, z. B. Joghurt, Quark, Milchreis oder Grießpudding, befriedigen den kleinen Hunger. Diese Mahlzeit bietet sich aber auch dafür an, den Süßhunger zu stillen. Süße Gerichte, die Ihr Kind gleichzeitig mit wertvollen Nährstoffen versorgen, finden Sie im Kapitel „Zwischenmahlzeiten und Desserts“ (s. S. 151): Im Frühjahr schmeckt ein Vanille-Quark-Pudding (s. S. 160) mit Rhabarberkompott, im Sommer ein Früchteshake mit Eis (s. S. 161), im Herbst ein Apple-Pie (s. S. 163) und ein paar Früchtekekse in der Adventszeit (s. S. 172).

Das Abendessen

Nach einem turbulenten Tag, an dem jeder seine eigenen Wege gegangen ist, sollte das Abendessen gemeinsam eingenommen werden. Sind die Kinder noch im Kindergartenalter, hat es sich bewährt, möglichst früh gemeinsam zu essen. Grundschulkinder halten schon etwas länger durch. In vielen Familien wird abends gekocht, da die Erwachsenen im Gegensatz zu den Kindern mittags noch keine warme Mahlzeit genossen haben. Hier stellt sich immer wieder die Frage: „Darf mein Kind zwei Mal am Tag warm essen?“ Die Antwort heißt: „Ja, auf jeden Fall!“. Schauen Sie nach Frankreich, Italien oder Skandinavien. In diesen Ländern sind zwei warme Mahlzeiten pro Tag kulturell fest etabliert.

Ein Blick auf den Speise-Wochenplan in der Kita oder Schule hilft, die Mahlzeiten gut zu kombinieren bzw. zu ergänzen. Denn Sie sollten vermeiden, dass Ihr Kind zwei Mal am Tag Fleisch, Fisch oder Ei bekommt. Und wer mittags schon Nudeln gegessen hat, mag abends lieber Reis oder Kartoffeln genießen.

Kita- und Schulessen ist nicht immer so ausgewogen, frisch und nährstoffreich wie Ihr Essen, das Sie unmittelbar vor der Mahlzeit zubereiten. Frischkost, gegartes Gemüse, Vollkornprodukte und

Hülsenfrüchte kommen in den Mensen oft zu kurz, sodass Sie aus diesen Komponenten die Abendmahlzeit kreativ gestalten können. Hier geben Ihnen die vegetarischen Rezepte im Kapitel „Warme Hauptmahlzeiten" (s. S. 108) und „Kalte Hauptgerichte und leichte Suppen" (s. S. 175) Impulse.

Übrigens: In Familien, in denen das gemeinsame Abendessen ein Familienritual ist, werden mehr Vollkornprodukte, Hülsenfrüchte, Gemüse und Obst gegessen. Außerdem sind Kinder im Kreise ihrer Familie deutlich mutiger, Neues zu entdecken und auszuprobieren.

Fazit: Übernehmen Sie Verantwortung für die Ernährung – es lohnt sich

Auch wenn Kinder viele Mahlzeiten außer Haus einnehmen: Die Verantwortung für ihre Ernährung und ihr Essverhalten liegt bei den Eltern und sollte auf keinen Fall ganz an die Erzieherinnen und Erzieher oder Lehrerinnen und Lehrer abgegeben werden.
Regelmäßige Familienmahlzeiten sind ein Schlüssel zu einer gesunden Lebensweise und zwar nicht nur, was die tägliche Ernährung angeht. Es ist nachgewiesen, dass sie auch das Risiko für Essstörungen, Alkohol- oder Nikotinmissbrauch sowie Depressionen verringern. Familienmahlzeiten führen zu engeren Beziehungen zwischen Eltern und Kindern und stärken die Kommunikationsfähigkeit.

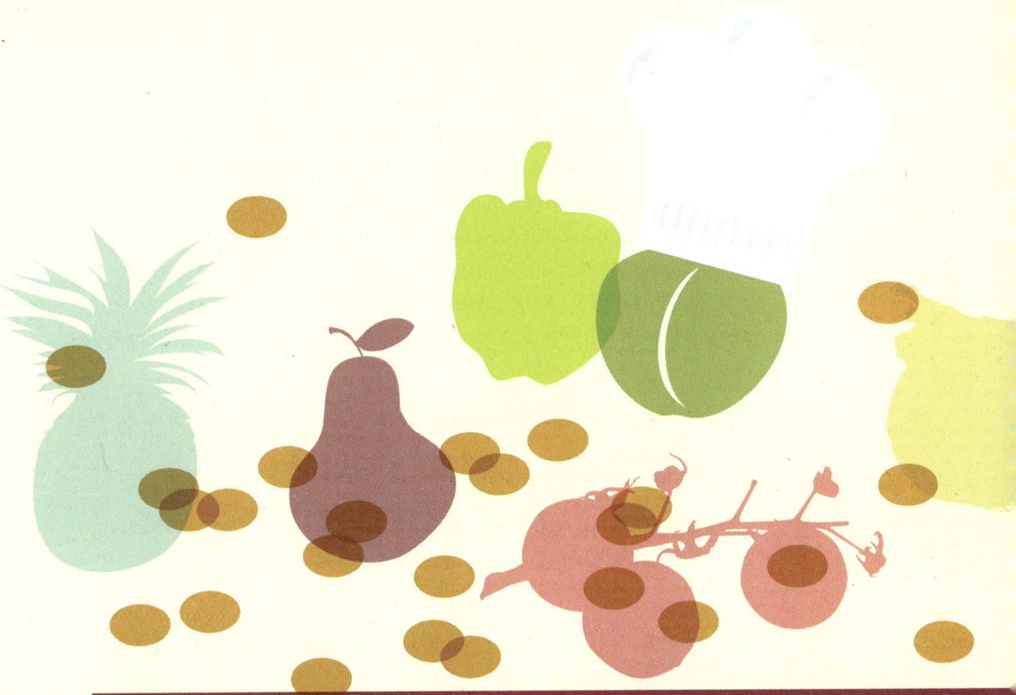

Vollwerternährung

Ein ganzheitliches Konzept

Die Rezepte in diesem Buch sind nach dem bewährten Prinzip der Vollwerternährung – nach dem Konzept der Ernährungswissenschaftler Claus Leitzmann, Karl von Koerber und Thomas Männle – zusammengestellt. Bei dieser Ernährungsform werden vollwertige Lebensmittel empfohlen: Sie sind idealerweise naturbelassen, höchstens gering verarbeitet. Durch eine abwechslungsreiche Ernährung mit diesen Produkten stellen Sie eine optimale Versorgung Ihres Kindes mit allen notwendigen Nährstoffen (Kohlenhydrate, Eiweiß, Fett, Vitamine und Mineralstoffe) sicher. Lebensmittel, die von Natur aus ihren vollen Wert haben, müssen nicht erst „wertvoll“ bzw. „gesund“ gemacht werden. Sie enthalten daher keine zugesetzten Vitamine oder Mineralstoffe, aber auch keine Aromen, Farbstoffe, Konservierungsmittel oder andere Zusatzstoffe. Das ganzheitliche Konzept besteht darin, die Natürlichkeit der Lebensmittel nicht nur in Bezug auf ihren Wert für die Gesunderhaltung des Menschen zu schätzen, sondern auch ihre Umwelt-, Wirtschafts- und Sozialverträglichkeit zu berücksichtigen. Lebensmittel sollten demnach möglichst aus kontrolliert biologischem Anbau bzw. artgerechter Tierhaltung kommen, regional, saisonal und umweltverträglich verpackt sein sowie aus fairem Handel bezogen werden, der u. a. auch die Existenz kleinerer und mittlerer Betriebe sichert.

Vollwerternährung kurzgefasst

Unsere Nahrung sollte ...
... naturbelassen sein: Pellkartoffeln statt Pommes.
... gering verarbeitet sein: Vollkornmehl statt Auszugsmehl.
... überwiegend frisch sein: Apfel statt Apfelmus.
... überwiegend pflanzlich sein: Linsen statt Kotelett.
... saisonal und regional sein: Kopfsalat im Juli statt Erdbeeren aus Übersee an Weihnachten.
... aus kontrolliert biologischem Anbau sein: ohne chemische Pflanzenschutzmittel, ohne Gentechnik, ohne Kunstdünger und mit Schonung der Umwelt produziert.
... aus artgerechter Tierhaltung stammen: glückliches Schwein statt Turboschwein.
... aus fairem Handel stammen: globales Denken statt Profitgier.

Wie gelingt die Umstellung auf Vollwerternährung?

Gewohnheiten zu verändern braucht Zeit. Und je länger die Gewohnheiten bereits bestehen, umso länger dauert es, sie zu verändern. Geben Sie sich und Ihrer Familie daher Zeit, das ist der Schlüssel für den Erfolg. Was der Kopf gelesen und entschieden hat, wird weder vom Gaumen noch vom Darm sofort akzeptiert, noch wird es all die im Herzen fest verankerten und lieb gewonnenen Gewohnheiten von heute auf morgen verändern.

Der Lernprozess findet nicht nur im Kopf statt, sondern vollzieht sich beim Tun: beim Planen der Mahlzeiten, beim Einkaufen, Kochen und gemeinsamen Genießen. Hier helfen kleine Schritte: Probieren Sie z. B. von den folgenden Vorschlägen ein bis zwei aus. Wenn Sie und Ihre Familie nach einiger Zeit die neuen Gewohnheiten ganz automatisch im Alltag umsetzen, können Sie weitere Veränderungen einführen.

Getränke:
- Wasser ist das Hauptgetränk
- Limonaden und Säfte regelmäßig verdünnen

Gemüse und Obst:
- Bei jeder warmen Mahlzeit ist Gemüse der Star
- Obst nur noch frisch kaufen und essen
- Tiefkühlgemüse und -obst immer öfter durch frisches Gemüse und Obst ersetzen
- Dosengemüse und -obst durch naturbelassene Tiefkühlware ersetzen

Getreide:
- Morgens Vollkornbrot, am Abend Weiß- oder Mischbrot anbieten
- In der Woche Vollkornbrot, am Wochenende Weißbrot essen
- Vollkornreis und Vollkornnudeln mit der hellen Alternative mischen
- Hefeteig, Quark-Öl-Teig, Mürbeteig mit Vollkornmehl backen.
- Rührteig zur Hälfte mit Vollkornmehl backen

Milch und Milchprodukte:
- Unter der Woche Milch, nur am Wochenende Kakao trinken
- Fruchtjoghurt mit Naturjoghurt mischen
- Naturjoghurt mit frischen Früchten mischen
- Kräuterquark selbst zubereiten

Fleisch, Fisch und Eier:
- Portionen immer kleiner werden lassen
- Fleisch klein schneiden und mit viel Gemüsesauce anbieten
- Naturbelassene Fischfilets einkaufen und evtl. selbst panieren

Süßes und Fettes:

- Obst-Hefeteig-Kuchen statt Rührkuchen bevorzugen
- Trockenfrüchte statt Gummibärchen und Bonbons
- Selbst gekochten Pudding statt Fertigpudding als Dessert
- Sesambrezeln statt Chips knabbern
- Fruchteis statt Schokoladeneis kaufen

Süßigkeitentausch

Die Süßigkeitenschwemme zu St. Martin, Nikolaus, Weihnachten, Karneval und Ostern ist für viele Eltern eine echte Herausforderung. Auch der Lolli beim täglichen Einkauf gehört oft dazu. Bieten Sie Ihrem Kind eine Schatztruhe oder ein Sammelglas an, in dem es all die Süßigkeiten, die es nicht essen möchte, sammeln kann. Ist der Behälter gefüllt, gibt es die Möglichkeit, den Schatz z. B. gegen Bauklötze, eine CD oder einen Kinogutschein zu tauschen.

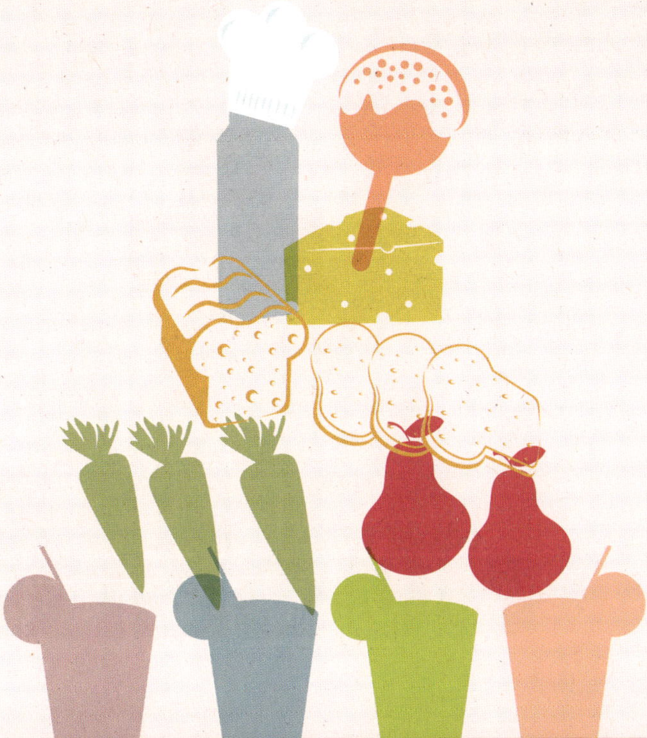

Mit der Pyramide durch den Tag

Wie viel braucht Ihr Kind wovon?

Die Lebensmittelpyramide zeigt Ihnen auf einen Blick, wie viele Portionen pro Tag bzw. pro Woche einer Lebensmittelgruppe Ihr Kind für ein optimales Wachstum, seine geistige und körperliche Leistungsfähigkeit braucht. Sind alle Bausteine auf die fünf Mahlzeiten verteilt, ist Ihr Kind optimal mit allen Nährstoffen versorgt.

Doch es gibt immer wieder Tage, die nicht nach Plan verlaufen, wie z. B. Kindergeburtstage, Weihnachten und Ausflüge, oder auch Tage, an denen kranke Kinder keinen Appetit haben oder einseitig essen. Daher sollte man nicht den einzelnen Tag, sondern immer den Verlauf einer Woche beurteilen. Ein Tag, an dem der grüne Bereich der Pyramide besonders berücksichtigt worden ist, kann einen „Süßigkeiten-Pommes-Tag“, also einen „roten“ Tag, ausgleichen.

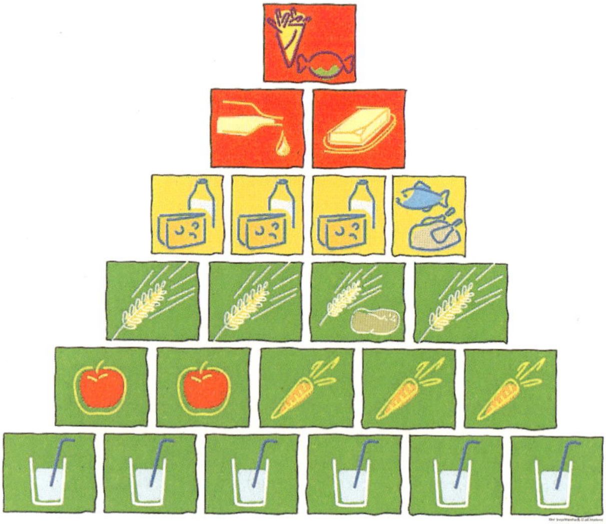

© aid infodienst, Idee: Sonja Mannhardt

Was bedeuten die Farben der Pyramide?

Die Pyramide ist nach dem Ampelfarbenprinzip aufgebaut:

- **Grün:** freie Fahrt, hier kann man kräftig zulangen.
- **Gelb:** mit angezogener Bremse fahren, mäßig, aber regelmäßig essen – es gibt Mengenbeschränkungen.
- **Rot:** langsam, stehen bleiben, nur kleine Mengen, sparsam genießen, die Qualität ist entscheidend.

Wie groß ist eine Portion?

Die Pyramide zeigt, wie viele Portionen aus welcher Lebensmittelgruppe am Tag gegessen werden sollten. Für die Portionsgröße bietet die Größe der Hand des Essers eine gute Orientierung – so gibt die Pyramide Auskunft über Zusammenstellung und Menge der Lebensmittel für Groß und Klein. Ihr Kind wächst, die Hand wird größer und somit auch die Portionsgröße, um den gewachsenen Bedarf an Energie und Nährstoffen zu decken.

Zwar haben Kinder einen unterschiedlichen Bedarf, z. B. abhängig davon, ob sie sich viel bewegen oder gerade im Wachstum sind. Dennoch liefert die Handgröße eine gute Orientierung.

- Bei den Getränken ist die Größe des Trinkglases maßgeblich. Das Glas ist so groß, dass es spielend in die Hand des Kindes passt, sodass das Kind das Glas gut mit einer Hand halten kann.
- Großstückiges Gemüse oder Obst wird mit einer Hand gemessen. Ein Apfel oder Kohlrabi sollte gut hineinpassen und entspricht einer Portion. Bei aufgeschnittenem Obst oder Gemüse, bei Salat, Erbsen oder Beerenobst entspricht eine Portion der Menge, die in zwei zu einer Schale geformte Hände passt.
- Eine Scheibe Brot ist so groß wie die gesamte Handinnenfläche (Handteller und Finger). Flocken, Reis und Nudeln werden mit beiden Händen – der Schale – gemessen.
- Bei Milch und Milchprodukten gibt es eine Mengenobergrenze, unabhängig von der Handgröße, Käse kann aber mit dem Handmaß gemessen werden: eine Portion entspricht einer Scheibe von Handtellergröße.
- Die Fleisch-, Fisch- und Wurstportionsgröße misst sich an der Größe des Handtellers, wobei der Fisch am dicksten und die Wurst am dünnsten geschnitten sein sollte.
- Fett wird in Esslöffeln gemessen, eine Portion entspricht einem Esslöffel.
- Süßigkeiten passen in eine kleine Hand.

Freie Fahrt heißt es also bei Wasser, Gemüse, Obst und den Sattmachern Flocken, Kartoffeln, Brot und Hülsenfrüchten. Hier gibt die Handportion den Richtwert für die gute Versorgung, aber es darf auch, z. B. je nach körperlicher Anstrengung, durchaus mehr sein. Bei den tierischen Lebensmitteln wird langsam gefahren, und nur im Schritttempo voran geht es bei den Fetten und Süßigkeiten.

Wasser, Tee und Schorle: reichlich zum Durstlöschen

Kinder haben, im Vergleich zu Erwachsenen, bezogen auf das Körpergewicht, einen höheren Wasser- und Energiebedarf. Ein achtjähriges Kind benötigt etwa 70 ml Wasser/Tag/kg Körpergewicht (Erwachsene nur halb so viel). Der größte Teil des Wassers wird direkt über Getränke aufgenommen, etwa 50 %. 35 % des Flüssigkeitsbedarfs wird dann über feste Nahrung gedeckt, z. B. aus Obst und Gemüse. 15 % werden bei der Verbrennung der Nährstoffe im Körper in Wasser umgesetzt, das der Organismus gut nutzen kann.

Achtung: Starker Durst signalisiert, dass dem Körper bereits Flüssigkeit fehlt. Bieten Sie zu jeder Mahlzeit ein Glas Wasser oder Tee an, und richten Sie zusätzlich in der Küche einen Platz ein, an dem Wasser, Sprudel und Tee für Ihr Kind jederzeit zugänglich sind.
In der Schule und beim Freizeitsport darf die Wasserflasche nicht fehlen.

Vielleicht kennen Sie von Ihren Eltern die Regel: Bei Tisch wird nicht getrunken – vergessen Sie diese! Weder wird der Magensaft durch das Trinken verdünnt, noch wird die Verdauung gestört. Achten Sie lediglich darauf, dass Ihr Kind das nur leicht gekaute Essen nicht mit dem Getränk herunterspült.

Das ist die Empfehlung

Tagesmenge: 6 Portionen
1 Portion entspricht: 1 Glas oder Becher, der gut in die Hand des Kindes passt.
Im Hochsommer und nach sportlichen Betätigungen erhöht sich der Bedarf.
Welche Getränke:

- Leitungswasser, Mineralwasser
- Ungesüßte Tees (Hagebutten-, Hibiskus-, Apfelschalen-, Kräutertee)

- Saftschorlen, verdünnt im Verhältnis 1:3 oder 1:4 – genießt man die Saftschorle nur zu den Mahlzeiten, hat sie auch keine nachteiligen Einflüsse auf den Blutzuckerspiegel oder die Zähne.

Schon gewusst?

- 1 Liter Apfelsaft hat genauso viel Energie wie eine Tafel Schokolade und enthält eine Zuckermenge, die fast 30 Würfeln entspricht. Der Körper nimmt diese Energie aber nicht als Sättigung wahr, was dazu führt, dass schnell zu viel Kalorien aufgenommen werden.

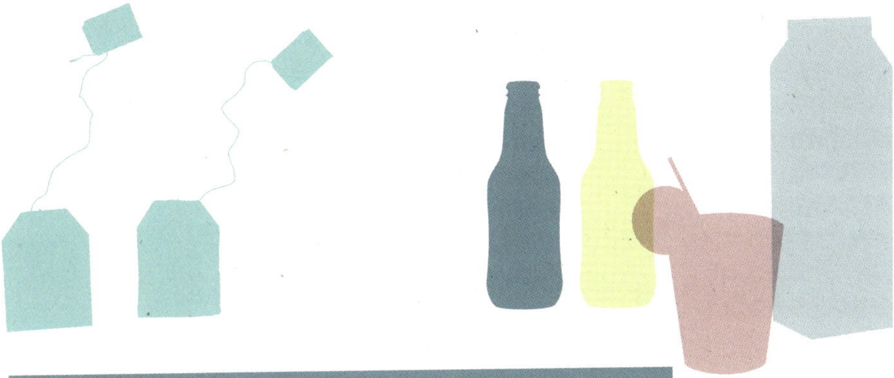

Gemüse und Obst: mehr, als die Hände tragen können

Gemüse und Obst enthalten eine Vielfalt an Vitaminen und Mineralstoffen, Ballaststoffen und sekundären Pflanzenstoffen. Vitamine sind lebenswichtig, da der menschliche Körper sie nicht selbst herstellen kann – mit Ausnahme von Vitamin D, das über die Haut unter Einfluss von Sonnenlicht gebildet wird.

Die über die Nahrung aufgenommenen Vitamine kommen als fettlösliche (A, D, E, K) und wasserlösliche Vitamine (B_1, B_2, B_6, B_{12}, C, Pantothensäure, Biotin, Folat/Folsäure) vor. Sie wirken in kleinsten Mengen, schützen unseren Körper, stärken das Immunsystem und unterstützen die Bildung von roten Blutkörperchen sowie die Umwandlung von Nahrung in Energie.

Sämtliche Mineralstoffe müssen wir über die Nahrung aufnehmen. Sie arbeiten als Wirkstoffe in unserem Organismus und sind für den reibungslosen Ablauf zahlreicher Stoffwechselvorgänge, wie z. B. für die Reizübertragung im Nervensystem, das Aktivieren von Enzymen, den Aufbau von Knochen und Zähnen und für die Regulierung des Wasserhaushalts verantwortlich.

Das Vorhandensein sekundärer Pflanzenstoffe kann man – im Gegensatz zu den Vitaminen und Mineralstoffen – riechen, schmecken und sehen. Wenn die Erdbeere im Juni sonnengereift ist, dann riecht sie fruchtig, schmeckt süß und aromatisch und hat eine wunderbar rote Farbe. Das ist ein Zeichen, dass sie viele sekundäre Pflanzenstoffe gebildet hat – mehr als die überwiegend weiße und geruchs- und geschmacksarme Erdbeere zu Ostern aus dem Treibhaus.
Die sekundären Pflanzenstoffe haben eine Vielzahl von positiven Wirkungen: Sie beeinflussen unseren Appetit und die Verdauungsvorgänge, wirken entzündungshemmend und schützen vor Krebs.

Ballaststoffe sind unverdauliche Pflanzenteile, sie sättigen hervorragend, aktivieren die Zähne zum Kauen und sorgen für eine intakte Darmflora – die Grundvoraussetzung für ein stabiles Immunsystem.

Einige Vitamine und sekundäre Pflanzenstoffe sowie Mineralstoffe sind besser verfügbar, wenn das Lebensmittel schonend gegart wird.

Das ist die Empfehlung

Tagesmenge: 3 Portionen Gemüse und 2 Portionen Obst
1 Portion entspricht: Bei großstückigem Gemüse und Obst (z. B. Apfel) passt eine Portion in eine Hand, bei aufgeschnittenem Gemüse, Salat oder Obst passt eine Portion in eine Schale, die von zwei Händen geformt wird.
Welches Gemüse und Obst:

- Reif, saisonal und regional, möglichst aus kontrolliert biologischem Anbau
- Obst immer roh

- Gemüse zur Hälfte roh, zur anderen Hälfte schonend gegart

Schon gewusst?

- Möhre, Kürbis, Mais, Tomate und Erbsen sind bei Kindern sehr beliebt, weil sie süß schmecken und nach dem Garen immer noch ihre knallige Farbe haben.
- Grünes Blattgemüse lässt sich gut mit Obst zu einem Smoothie aufmixen.
- Gemüse sollte bei jeder warmen Mahlzeit der „Star" sein.

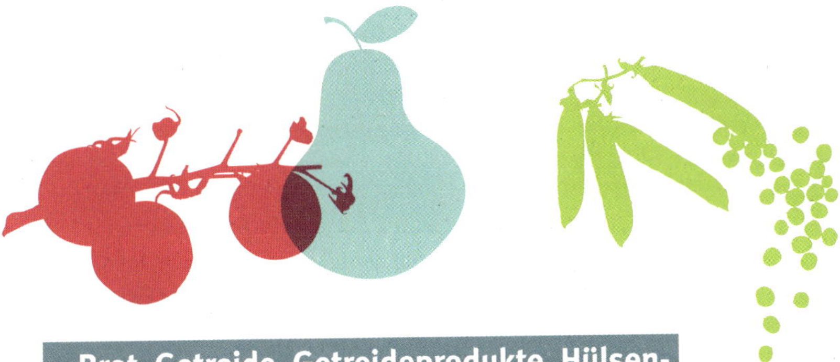

Brot, Getreide, Getreideprodukte, Hülsenfrüchte und Kartoffeln: geballte Energie zum Sattessen

Getreide und Getreideprodukte aus dem vollen Korn sowie Hülsenfrüchte und Kartoffeln versorgen uns mit vielen komplexen Kohlenhydraten, der wichtigste Energiequelle für unseren Körper. Sie sind reich an Ballaststoffen, B-Vitaminen, Mineralstoffen, Stärke, Eiweiß und mehrfach ungesättigten Fettsäuren. Die wertvollsten Nährstoffe befinden sich im Keim und in den Randschichten des Getreidekorns.

Roggen, Hirse und Hafer sind besonders eisenreiche Getreidesorten. Kombinieren Sie diese mit Vitamin-C-haltigem Gemüse, Obst oder Saft, wird das Eisen vom Körper sehr gut aufgenommen: z. B. Roggen-Sauerteigbrot mit roter Paprika, Hirse mit Gemüse oder mit Himbeeren, Haferflocken mit viel Obst als Müsli oder Smoothie.

Hülsenfrüchte – Erbsen, Linsen und Bohnen – sind hervorragende Eiweißlieferanten, enthalten aber auch jede Menge Eisen und B-Vitamine. Kombiniert mit Kartoffeln oder Getreideprodukten verbessert sich die Eiweißqualität um ein Vielfaches.

Wenn Ihr Kind wenig Gemüse isst, empfehle ich Ihnen, besonders regelmäßig Kartoffeln – die, botanisch gesehen, zum Gemüse gehören – in Form von Pell- oder Backofenkartoffeln in den Speiseplan einzubauen. Die Kartoffel hat einen hohen Wasser- und Vitamin-C-Gehalt, enthält viele Mineralstoffe und eine gut verdauliche Stärke.

Das ist die Empfehlung

Tagesmenge: 4 Portionen

1 Portion entspricht: 1 Scheibe Vollkornbrot, so groß wie die Handinnenfläche (Handteller plus Finger), 1 Portion Flocken, passt in die Schale, die mit zwei Händen geformt wird, 1 Portion Nudeln, Reis, Kartoffeln oder Hülsenfrüchte, passt in die Schale, die mit zwei Händen geformt wird.

Welches Getreide und welche Hülsenfrüchte?

- Brot und Backwaren aus 100 % Vollkornmehl
- Brot und Brötchen aus fein vermahlenem Vollkornmehl
- Vollkornnudeln aus Vollkorn-Hartweizengrieß
- Vollkornreis, Polenta, Hirse, Couscous, Bulgur, Quinoa
- Ungesüßte Vollkornflocken
- Rote Linsen, Kichererbsen, Beluga-Linsen, grüne Erbsen, gelbe Erbsen, Bohnen
- Kartoffeln als Pellkartoffeln oder als Backofenkartoffeln gegart

Schon gewusst?

- Vollkornreis und Hülsenfrüchte garen ohne Salz schneller und besser.
- Viele Fertigmüslis enthalten viel Zucker. Achten Sie auf die Zutatenliste.

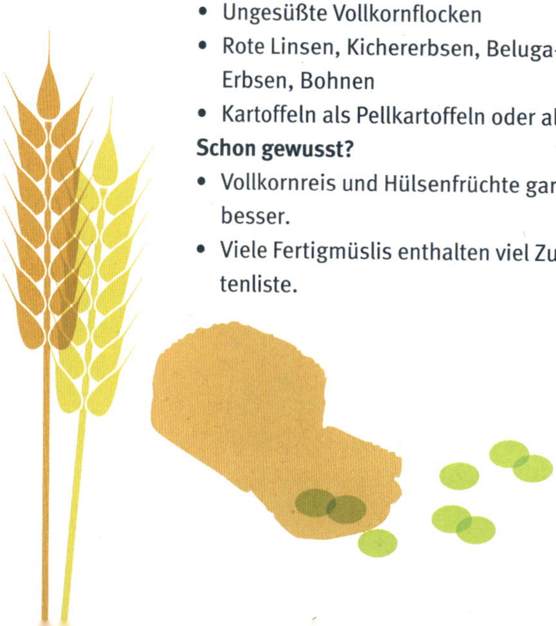

Milch und Milchprodukte: regelmäßig, aber mäßig genießen

Milch und Milchprodukte können mehr, als nur Eiweiß, den Milchzucker Laktose und Kalzium zu liefern, sie enthalten auch Vitamin B_2, B_{12}, D und Jod. Zusätzlich versorgen sie den Darm mit gesundheitsförderlichen Keimen, den Milchsäurebakterien. Diese sind nötig, damit sich die Darmflora gut zusammensetzt und das Immunsystem dadurch gestärkt wird. Hierfür ist es wichtig, Milch und Milchprodukte so naturbelassen wie möglich zu verwenden: pasteurisierte fettarme Milch, ungesüßter fettarmer Joghurt und Magerquark. Beim Käse sind es die Hartkäsesorten, die einen besonders wertvollen Beitrag zu unserer Ernährung leisten. Mehr als 400 ml Milch und Milchprodukte sollten es am Tag aber nicht sein. Denn Milch sättigt sehr gut, und je mehr Milch ein Kind trinkt, umso weniger isst es Gemüse, Obst, Getreide und Hülsenfrüchte, die – abgesehen von ihrer Vielfalt an Vitaminen, Mineralstoffen, sekundären Pflanzenstoffen und Ballaststoffen – die Kinder auch zum Kauen anregen. Nur wenn die Zähne regelmäßig kauen, werden sie auch gut versorgt und bleiben gesund.

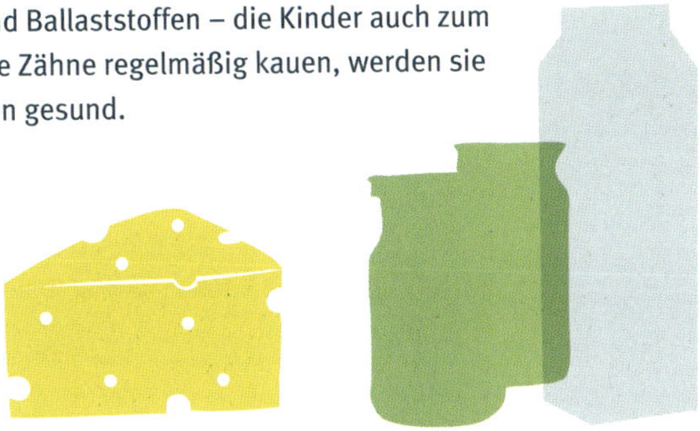

Das ist die Empfehlung

Tagesmenge: 3 Portionen

1 Portion entspricht: 1 kleines Glas Milch, 1 kleiner Becher Joghurt, 1 Scheibe Käse, so groß wie die Handinnenfläche.

Welche Milch und Milchprodukte?

- Pasteurisierte Milch (1,5–1,8 % Fett)
- Pasteurisierter Joghurt (1,5 % Fett)
- Naturbelassener Schnitt-, Hart- und Frischkäse

Schon gewusst?

- Joghurt und Dickmilch ersetzen die Milch im Verhältnis 1:1.

- 100 ml Milch können durch 10 g Parmesan, 15 g Schnittkäse oder 30 g Weichkäse ersetzt werden.
- Milch und Milchprodukte lassen sich gut verarbeiten in Saucen, Milchreis, Quarkspeisen, Shakes und Pfannkuchen.
- Auch in Sesam, Mandeln, Brokkoli und Mineralwasser steckt viel Kalzium.

Wenn Sie aufgrund des natürlicheren Fett- und höheren Vitamingehalts Vollmilch bevorzugen, können Sie z. B. beim Käse Fett einsparen, indem Sie Käse mit maximal 45 % Fett auswählen.

Fleisch, Fisch und Eier: selten und als Beilage

Fleisch enthält Eisen und viele andere Mineralstoffe sowie Vitamine und Eiweiß. Fleisch essen Kinder am liebsten in verarbeiteter Form, in der Bolognesesauce, als Geschnetzeltes oder in Frikadellen. Wurstwaren sind bei Kindern sehr beliebt, achten Sie hier auf den Fettgehalt und die Qualität. Leber- und Fleischwurst sowie Salami enthalten bis zu zehnmal so viel Fett wie Kochschinken oder Bratenaufschnitt. Eine halbe bis eine Scheibe am Tag wird maximal empfohlen. Stellen Sie nur so viel Wurst auf den Tisch, dass für jeden eine Scheibe da ist.

Fetter Hochseefisch wie Hering, Lachs und Makrele liefern Jod und Omega-3-Fettsäuren. Jod braucht Ihr Kind für die Schilddrüse, und die wertvollen Omega-3-Fettsäuren sind wichtig für Nerven- und Gehirnfunktion.

Eier sind reich an Eiweiß, Vitaminen, z. B. Vitamin B_{12}, und Mineralstoffen, z. B. Eisen, und sorgen für das Gelingen und den feinen Geschmack bei vielen Gerichten. Aber auch das Frühstücksei oder ein Rührei ist sehr beliebt.

Das ist die Empfehlung

Wochenmenge: Bei dieser Lebensmittelgruppe ist es praktikabler, von der Wochenmenge auszugehen: Zweimal pro Woche gibt es Fleisch, einmal Fisch, an zwei Tagen Ei und jeden Tag eine Scheibe Wurst.

1 Portion entspricht: Die Fleisch-, Fisch und Wurstportionsgröße misst sich an der Größe des Handtellers, wobei der Fisch am dicksten und die Wurst am dünnsten geschnitten sein sollte.

Welches Fleisch, welcher Fisch, welche Wurst?

- Mageres Fleisch vom Rind, Schwein, Geflügel oder Lamm, möglichst aus artgerechter Tierhaltung. Magere Wurstwaren, Schinken ohne Fettrand oder Bratenaufschnitt
- Hochseefisch, Hering, Lachs, Makrele, Kabeljau, alle aus nachhaltiger Fischerei oder Aquakultur mit MSC- oder ASC-Siegel
- Eier aus ökologischer Erzeugung, gut durchgegart

Schon gewusst?

- Verwenden Sie vom Fischfilet das Schwanzstück, dieses ist in der Regel grätenfrei.
- Die „versteckten“ Eier zählen mit. Sie sind z. B. enthalten in Kuchen, Keksen, Pfannkuchen und Aufläufen.
- Wurst wird zum Großteil aus Schweinefleisch hergestellt. Wenn bei Ihnen regelmäßig Wurst auf den Tisch kommt, wählen Sie für Fleischgerichte bevorzugt andere Sorten aus.
- Verarbeitetes Fleisch in Gulasch, Geschnetzeltem oder in der Bolognesesauce reduziert die Fleischmenge pro Person, da das Fleisch dort mit Gemüse und Sauce „verlängert“ wird.
- Isst Ihr Kind in der Kita oder in der Schule zu Mittag, dann ist es mit Fleisch und meistens auch mit Fisch mehr als genug versorgt, sodass zu Hause vegetarisch gekocht werden kann.

Vegetarische Ernährung für Kinder

Sie können Ihr Kind auch problemlos vollwertig ovo-lacto-vegetarisch ernähren. Das heißt, es wird kein Fleisch und kein Fisch gegessen, aber Eier und Milch/Milchprodukte werden in der täglichen Ernährung berücksichtigt. Achten Sie nur darauf, dass Sie mehrmals in der Woche Hülsenfrüchte anbieten. Hier sind besonders Kombinationen aus Hülsenfrüchten, Getreide oder Kartoffeln empfehlenswert, da so eine gute Eiweißversorgung gewährleistet ist.
Auch Vollkornprodukte sollten täglich auf dem Speiseplan stehen, kombiniert mit Vitamin-C-haltigem Gemüse und Obst. So sichern Sie die Eisenversorgung. Wenn Sie in der Familie auch keinen Fisch essen, dann sollte ein gutes Rapsöl, gern auch ein gutes Leinöl, für die kalte Küche nicht fehlen. Wird weder Fleisch noch Fisch gegessen, aber Eier, dann dürfen es auch mehr als zwei in der Woche sein.

Fette und Öle: versteckte Fette aufspüren, sichtbare gezielt platzieren

Die Lebensmittelgruppe „Fette und Öle" teilt man ein in pflanzliche Fette, z. B. Olivenöl und Rapsöl, und tierische Fette wie Butter, Schmalz und Milchfett. Pflanzliche Öle enthalten vor allem einfach und mehrfach ungesättigte Fettsäuren, die wichtig für die Nerven- und Gehirnfunktionen sind, die Arterien elastisch halten und den Blutcholesterinspiegel senken. In tierischen Fetten überwiegen die gesättigten Fettsäuren, die dem menschlichen Depotfett am ähnlichsten sind. Sie füllen die Körperfettzellen auf und erhöhen den Blutcholesterinspiegel. Fette liefern doppelt so viel Energie wie Kohlenhydrate und Eiweiße und sind ein wichtiger Brennstoff für unseren Organismus. Der Körper benötigt außerdem Fett, um die fettlöslichen Vitamine zu verwerten.

Es wird immer vor zu viel Fett gewarnt, doch sollte man dabei vor allem die sogenannten versteckten Fette im Visier haben, die sich in vielen Fertigprodukten verbergen: Die meisten Fette nehmen wir in dieser Form auf, und sie sind eher von minderwertiger Qualität, z. B. in Croissants, Streichwurst oder Schokoriegeln. Bei den sichtbaren Fetten wie Butter, Margarine oder Öl haben wir die Möglichkeit, sie gezielt und geschmacklich abgestimmt zu platzieren. Dazu eignen sich z. B. Nudeln mit Olivenöl, Pellkartoffeln mit Quark und Leinöl oder Rapsöl in der Salatsauce bzw. über gegartem Gemüse.

Eine Ausnahme unter den Fettlieferanten bilden die Nüsse, Samen und Saaten. Die Fette, die sich in ihnen „verstecken", sind sehr wertvoll und gesundheitsförderlich. Darüber hinaus liefert diese Lebensmittelgruppe jede Menge Eiweiß, Vitamine und besonders Mineralstoffe. Wenn Sie befürchten, dass sich Ihr Kind an Nüssen verschlucken könnte, können Sie diese auch gemahlen, klein geschnitten oder noch besser als Nussmus anbieten.

Das ist die Empfehlung

Tagesmenge: 1–3 Portionen
1 Portion entspricht: 1 Esslöffel
Dies gilt für die sichtbaren Fette, also Öle, Streich- und Kochfett. Den Anteil der versteckten Fette in Kuchen, Wurst und Süßigkeiten sollten Sie möglichst gering halten.

Welche Fette?

- Raps- und Olivenöl, kalt gepresst und nativ, für Salate und zum Dünsten von Gemüse
- Lein- und Walnussöl, kalt gepresst und nativ, zur kalten Verwendung
- Butter oder ungehärtete Margarine als Streichfett
- Butterschmalz, unraffiniertes Kokosöl oder raffiniertes Rapsöl zum heißen Braten von Pfannkuchen, Fleisch oder Fisch

Schon gewusst?

- Ein Croissant hat 20-mal so viel Fett wie ein Brötchen

Süßes: Weniger ist mehr, bewusst naschen

Gehirn- und Körperzellen sind auf Zucker angewiesen, doch Zucker kann der Körper selbst aus Brot, Nudeln, Kartoffeln, Obst und Gemüse erzeugen. Über diese Lebensmittel kommt der Zucker sehr langsam ins Blut, was mit einer lang anhaltenden Sättigung einhergeht. Reiner Zucker hingegen gelangt sofort ins Blut, was zur Folge hat, dass hohe Mengen an Insulin ausgeschüttet werden, damit die Körperzellen sofort versorgt werden und der Blutzuckerspiegel schnell wieder sinkt. Dies führt wiederum zu Heißhunger auf Süßes – ein Teufelskreis entsteht.

Zu viel Zucker fördert Karies und Übergewicht, denn häufig enthalten Süßigkeiten auch viel Fett. Da Fett außerdem sättigt, wird weniger von den wertvollen grünen Bausteinen der Lebensmittelpyramide gegessen.

Bieten Sie alle Getränke, Milch und Milchprodukte und Müslis ungesüßt an, so sparen Sie jede Menge „unbewusst" aufgenommenen Zucker und können vielleicht gemeinsam mit Ihrem Kind jeden Tag ein Händchen Süßes genießen, eine Kugel Eis oder ein Stück Obstkuchen. Süßigkeiten sind übrigens kein probates Erziehungsmittel, weder als Druckmittel noch als Belohnung oder zum Trost geeignet.

Das ist die Empfehlung

Tagesmenge: 1 Portion

1 Portion entspricht: Maximal 10 % der täglichen Energieaufnahme bzw. eine kleine Hand.

Schon gewusst?

- Ein Brot mit Nuss-Nougatcreme entspricht einem Kinderhändchen eines 3-jährigen Kindes
- Zucker hat viele Namen. Auf der Zutatenliste von Lebensmitteln kann er unter anderem so bezeichnet werden: Glukose oder Traubenzucker oder Traubenfruchtsüße, Fructose oder Fruchtzucker, Lactose oder Milchzucker, Maltose oder Malzzucker, Maltodextrin, Glukose- oder Reissirup, Apfel- oder Birnendicksaft ...

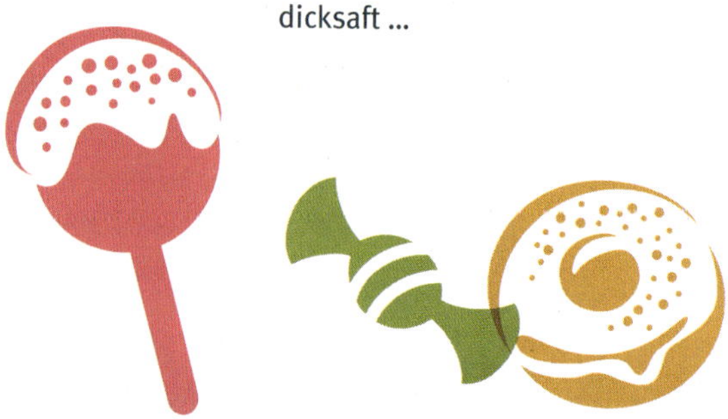

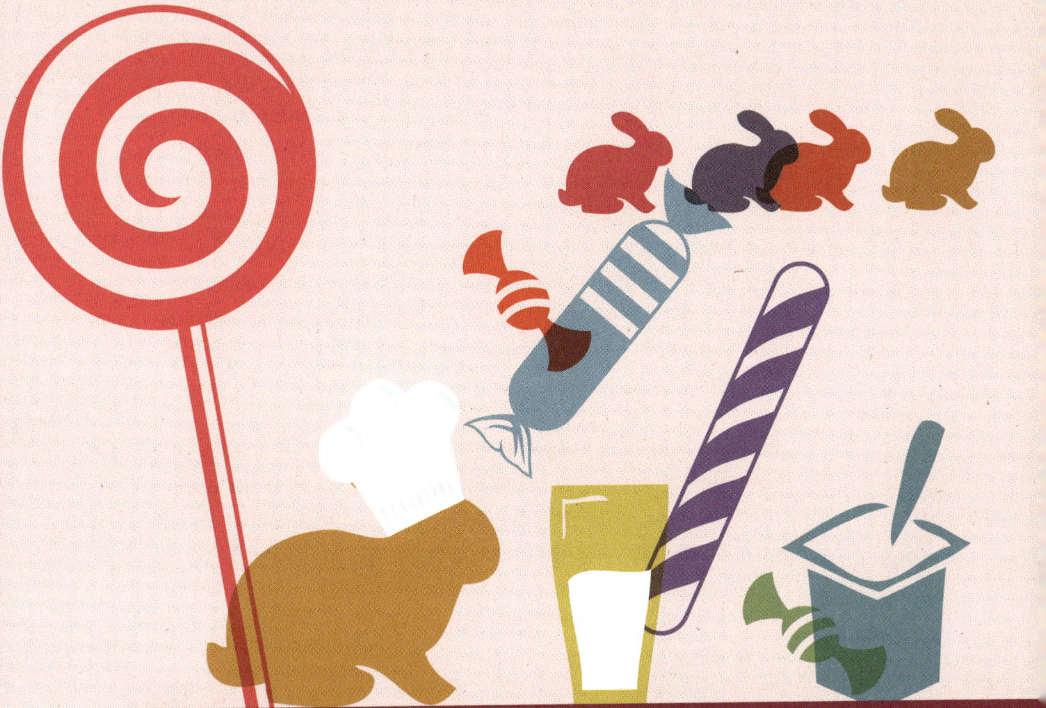

Kinderlebensmittel

Wer an den Geldbeutel der Eltern will, muss die Kinder ansprechen

Rund 300 bis 400 Produkte – je nach Definition, Tendenz steigend – tummeln sich auf dem deutschen Markt, die speziell für Kinder angeboten werden. Sie erkennen ein Kinderlebensmittel daran, dass mindestens eines der folgenden Merkmale erfüllt ist:

- eigens für Kinder oder „Kids“ beworben
- spezielle Aufmachung oder Form, z. B. Dinosaurier oder Bärchen
- Spielbeigaben, z. B. Sammelbilder
- Werbung speziell an Kinder gerichtet
- spezielle Portionsgrößen
- spezielle Geschmacksvorlieben der Kinder werden erfüllt
- versprechen, den besonderen Bedarf von Kindern zu decken

Kinderlebensmittel sprechen Erwachsene und Kinder auf unterschiedliche Weise an. Erwachsene werden über den Gesundheitswert geködert, das „Plus“ an bestimmten Vitaminen oder Mineralstoffen. Das Gesundheitsversprechen wirkt der verbreiteten Angst: „Ist mein Kind gut versorgt?“ entgegen. In allen Erwachsenen steckt das Bedürfnis, dem Kind etwas Gutes tun zu wollen. Und wenn es ein Produkt gibt, bei dessen Verzehr Kinder leuchtende Augen bekommen und das auch noch gesund sein soll, sind alle glücklich.

Kinder werden von Kinderlebensmitteln angezogen, weil Farbe und Form ins Auge fallen, die spezielle Comicfigur noch fehlt oder sie das Produkt aus der Werbung kennen. Selbst wenn ein Kind noch nicht lesen kann, hat es oft genug in der Werbung gehört, wie wertvoll diese Produkte sind. Und die Werbestrategie zielt geschickt auf Vorlieben und Bedürfnisse der Kinder ab:

- Neugier
- Vorliebe für Süßes
- Vorliebe für Fettes
- Vorliebe für Buntes
- Bedürfnis nach Zugehörigkeit
- Bedürfnis nach Spaß und Freiheit
- Freude am Sammeln

Grundnahrungsmittel werden zu Genussmitteln

Kinderlebensmittel verteilen sich auf verschiedene Lebensmittelgruppen:

- Getreideprodukte, Frühstückscerealien
- Brotaufstriche
- Obstprodukte, Obst im Quetschbeutel
- Milch und Milchprodukte
- Fertiggerichte, Wurstwaren, Fleisch, Fisch
- Getränke, Getränkepulver
- Süßigkeiten, Knabberartikel, Gebäck
- Pausenriegel

Die Kinderlebensmittel rutschen aufgrund ihres hohen Zucker- und Fettgehalts aus dem grünen bzw. gelben Bereich der Lebensmittelpyramide in deren roten Bereich – an sich empfehlenswerte Grundbestandteile dieser Produkte, beispielsweise Milch oder Vollkorngetreide, sind dadurch nicht mehr gesundheitsförderlich.

Kinder brauchen keine speziellen Lebensmittel: Sie können das Gleiche essen wie Erwachsene. Nur die Mengen unterscheiden sich. In einer Langzeitstudie des Forschungsinstituts für Kinderernährung, Dortmund, konnte gezeigt werden, dass Kinder in Deutschland in der Regel gut versorgt sind. Es gibt also keinen Grund für Eltern, vermeintlich „gesunde", weil mit Mineralstoffen und Vitaminen angereicherte Lebensmittel zu kaufen. Diese Anreicherung ist sogar kritisch zu sehen – und die Kinderlebensmittel haben noch weitere Nachteile (vgl. Kasten „Kinderlebensmittel kritisch betrachtet", S. 56).

Kinderlebensmittel stören die Essensgemeinschaft

Kinderlebensmittel wie Joghurts, Müslis, Wurst und Getränke vermitteln Kindern: „Das, was die Natur an Lebensmitteln bietet, reicht für dich nicht aus – du brauchst eine Extrawurst." Sie signalisieren, dass Kinder einen besonderen Bedarf haben und nicht am normalen Familientisch teilnehmen können. Kinder sind damit besonders im Blickpunkt, und das schmeichelt den kleinen Tischgästen natürlich auch. Wer möchte eine solche bevorzugte Behandlung schon gern aufgeben?

Streicht man dann die Kinderlebensmittel von der Einkaufsliste und versorgt alle am Tisch in gleicher Weise, gestaltet sich das nicht immer so einfach, denn die Kinder sind dann an den Geschmack, die Konsistenz, die Farbe und Darreichung in besonderen Verpackungen gewöhnt. Mit kleinen Veränderungen, Schritt für Schritt, kann es gehen. Hier helfen die Tipps von S. 59: „So können Sie Kinderlebensmitteln einen gesünderen ‚Kick' geben."

Kinderlebensmittel kritisch betrachtet

1. **Zu viel Zucker**
   Es sind häufig verschiedene Zuckerarten enthalten, wie zum Beispiel Zucker, Honig, Sirup, Traubenzucker. Dadurch wird die Gesamtmenge verschleiert. Traubenfruchtsüße, Apfeldicksaft, Birnendicksaft oder Milchzucker suggerieren natürliche und gesunde Süße, sind aber auch Süßungsmittel und wirken im Körper wie normaler Zucker.
   ⇢ Zucker fördert Karies, Fructose kann Übergewicht fördern.

2. **Zu viel Fett**
   Ein Pausenriegel kann ein Drittel bis die Hälfte der Fett-Tagesmenge abdecken.
   Häufig sind die Fettsäuremuster ungünstig: zu viele gesättigte Fettsäuren, zu wenig ungesättigte Fettsäuren, zu viele gehärtete Fette.
   ⇢ Zu viel Fett kann Übergewicht fördern, macht satt und verdrängt dadurch die Aufnahme anderer Lebensmittel.

3. **Sehr stark verarbeitet**
   Das führt zu einem eher geringen Ballaststoffgehalt der Lebensmittel.
   ⇢ Das Kauen wird nicht gefördert, was negativ ist für Zahngesundheit und Mundmotorik und ebenfalls für die Darmschleimhaut und den Blutzuckerspiegel.

4. **Vitamin- und Mineralstoffanreicherung**
   Es gibt keine gesetzlich vorgeschriebenen Höchstmengen für Vitamin- und Mineralstoffanreicherung, teilweise werden empfohlene Höchstmengen für den Verzehr überschritten.
   ⇢ Kann z.B. zu Kopfschmerzen, Erbrechen und Hautproblemen führen.
   ⇢ Ein Zuviel an Mineralstoffen kann die Aufnahme eines anderen Mineralstoffs beeinträchtigen.
   ⇢ Kann zu einseitiger Ernährung führen.

5. **Zu viele Zusatzstoffe**
   Dazu gehören Aromen, Geschmacksverstärker, Farbstoffe, Säureregulatoren, Süßstoffe.
   ⇢ Die Gewöhnung an einen gleichbleibenden, intensiveren Geschmack führt dazu, dass natürliche Lebensmittel nicht mehr so gern gegessen werden.
   ⇢ Können zu Zahnschädigungen führen (z .B. Zitronensäure), können allergische Reaktionen hervorrufen.

6. **Hoher Preis**
   Viel teurer als natürliche Lebensmittel.

7. **Müll, Ressourcenverbrauch ...**
   Viele einzeln verpackte, kleine Portionen.
   ⇢ Nachhaltigkeit ist nicht gegeben.

Was können Sie tun?

Erwachsene sollten sich unbedingt zunächst selbst mit dem Thema „Kinderlebensmittel" auseinandersetzen. Erst dann können Sie mit den Kindern wirksam diskutieren.

Natürlich wird es immer wieder vorkommen, dass Ihr Kind ein Kinderlebensmittel kaufen möchte, das von Ihnen nicht eingeplant war oder das Sie kritisch sehen. Hier liegt die Entscheidung bei Ihnen. Zunächst sollten Sie die Zutatenliste lesen. Die Zutaten sind nach ihrem Gewichtsanteil in absteigender Reihenfolge angeordnet. Also: Wenn Zucker an erster Stelle steht, ist das Lebensmittel als Süßigkeit zu betrachten (s. S. 51, „Süßes"). Denken Sie auch daran, dass sich Zucker hinter vielen Bezeichnungen verbergen kann (siehe Kasten links „Kinderlebensmittel kritisch betrachtet"). Außerdem sollten keine oder möglichst wenige Zusatzstoffe wie Geschmacksverstärker, Konservierungsstoffe oder Süßungsmittel enthalten sein.

Bei der Beurteilung des Nährwerts müssen Sie berücksichtigen, dass sich die prozentualen Angaben auf den täglichen Energiebedarf eines Erwachsenen von 2.000 kcal beziehen und nicht auf den eines Kindes mit z. B. nur 1.500 kcal.

Wenn Sie ein Produkt gefunden haben, das von der Zusammenstellung für Sie in Ordnung ist, dann ist dagegen gelegentlich nichts einzuwenden.

„Gelegentlich“ bedeutet: Sie sollten bestimmen, wann Sie ein solches „Geschenk“ kaufen. Hilfreich kann sein, sich dies vor dem Einkauf zu überlegen, um den möglichen Wutanfällen im Supermarkt oder den ständigen Aufforderungen seitens der größeren Kinder gut standhalten zu können.

Eine weitere Aufgabe wird vom Supermarkt gezielt an Sie herangetragen: Sie müssen den Provokationen z. B. in der Kassenschlange entgegentreten. Denn der Supermarkt provoziert mit der Positionierung der Kindersüßigkeiten vor der Kasse den Konflikt zwischen Ihnen und Ihrem Kind und hofft darauf, dass Sie diesen möglichst lautlos und supermarktfreundlich lösen.

Wenn Sie sich für ein „Geschenk“ – möglichst schon vor dem Kassenbereich – entschieden haben, sollte die Süßigkeit erst nach dem Bezahlen überreicht werden, gemeinsam auf einer Parkbank oder am besten zu Hause. Übrigens: Kleine Geschenke sind nicht an Bedingungen gebunden, die der Beschenkte erfüllen muss; sie werden aus Liebe und Zuneigung überreicht. Gelingt es Ihnen, so damit umzugehen, also ohne „Wenn ... dann ...“ die Lieblingssüßigkeit zu kaufen, wird Ihr Kind Sie sicherlich vor der einen oder anderen „Erpressungsnummer“ in der Kassenschlange bewahren.

Damit Kinder nicht schon mit zwei Jahren ihre Sinne für diese besonderen Lebensmittel schärfen und auf den Geschmack kommen, hier drei Tipps:

- Verhindern Sie das Schauen von Werbefernsehen.
- Kaufen Sie Kinderlebensmittel auch nicht für sich selbst ein.
- Decken Sie das Süßbedürfnis für sich und Ihr Kind mit Obst, Pudding und vollwertigem Gebäck.

So können Sie Kinderlebensmitteln ganz einfach einen gesünderen „Kick“ geben

- Fertigmüsli: mit Haferflocken mischen
- Fruchtjoghurt: mit Naturjoghurt mischen oder Naturjoghurt mit frischem Obst oder Obstmus verfeinern
- Limonaden, Säfte: mit Mineralwasser mischen
- Fertigpizza, Fertigsuppen: mit frischem Gemüse ergänzen
- Pausen- und Müsliriegel: aus der Packung nehmen und halbieren
- Kakaogetränk: mit Milch mischen, kakaohaltiges Getränkepulver mit ungesüßtem Kakaopulver mischen oder geringer dosieren
- Ketchup: mit Tomatenmark oder passierten Tomaten (Glas) mischen

Im Rezeptteil dieses Buches finden Sie viele Rezepte, die Ihnen und Ihren Kindern helfen, Kinderlebensmitteln eine geringere Bedeutung zu geben.

Fazit: Kinderlebensmittel und Esserziehung

Kinderlebensmittel „erschweren“ im wahrsten Sinn des Wortes eine gesundheitsförderliche Ernährungsweise und die natürliche Geschmacksentwicklung eines Kindes. Sie zielen auf die biologischen Schutzprogramme ab (s. Kap. „Kinder essen, was ihnen schmeckt“, S. 9) und befriedigen das Bedürfnis nach Süßem und Fettem sowie nach immer gleich aussehenden und gleich schmeckenden Lebensmitteln.
Aber diese durch die Evolution entstandenen Schutzprogramme leisten heutzutage nur in den ersten Lebensjahren ihren nützlichen Dienst. Bei gefülltem Kühlschrank und verlockenden Supermarktangeboten dienen sie nicht mehr ihrem ursprünglichen Zweck. Hier sind die Erwachsenen gefordert, die Funktion der Schutzprogramme – die Gesundheitsförderung – durch Esserziehung wieder wirksam zu machen.

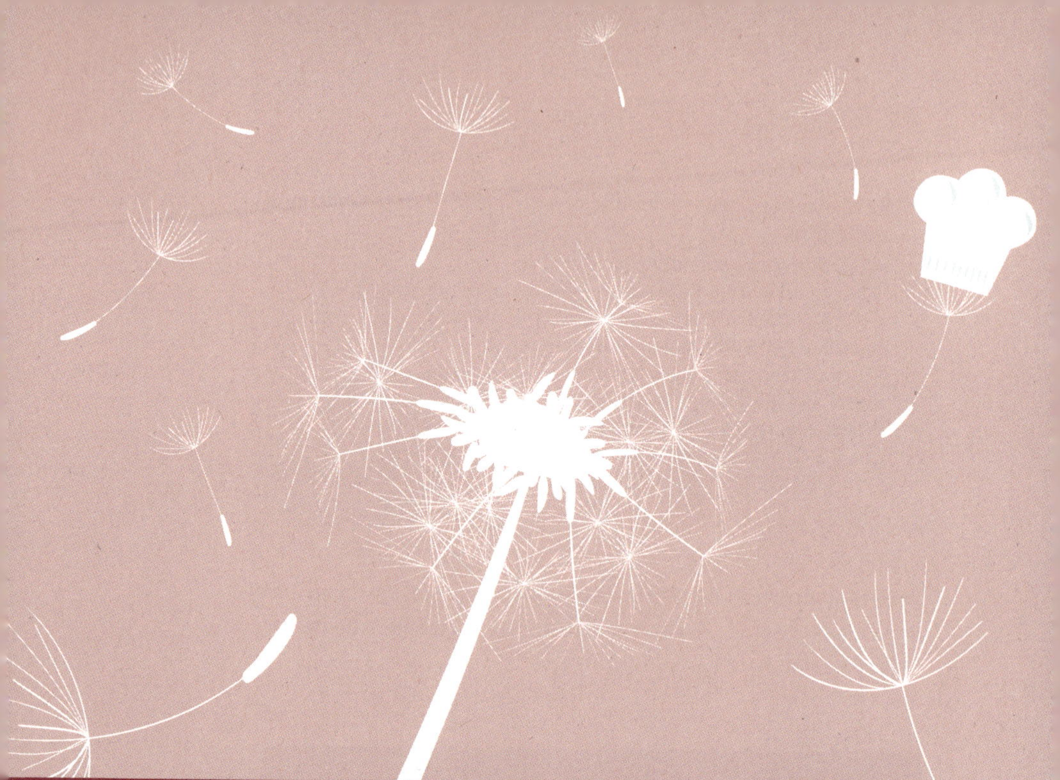

Allergien

Bei Kindern kann eine Vielzahl von Stoffen Allergien auslösen, die unterschiedliche Beschwerdebilder zeigen: von Hautausschlag oder Juckreiz bis zu Magen-Darm-Beschwerden oder sogar Atemnot. Das Immunsystem reagiert dabei überempfindlich auf an sich harmlose Stoffe – und zwar so, als gehe es darum, einen gefährlichen Eindringling zu bekämpfen. Die Haut entzündet sich, die Augen tränen, die Nase läuft, die Atemwege verengen sich. Dabei gibt es eigentlich gar nichts zu bekämpfen, der Körper schadet sich nur selbst.

Wie kommt es zu einer Allergie?

Es ist nicht die Allergie, die vererbt wird, sondern ein überempfindliches Immunsystem. Leiden beide Eltern an einer identischen Allergie, hat das Kind eine Risikowahrscheinlichkeit für das Auftreten einer allergischen Erkrankung von 60 bis 80 %. Bei 50 bis 60 % liegt die Wahrscheinlichkeit, wenn beide Eltern unterschiedliche Allergien haben. Wenn nur ein Elternteil oder ein Geschwisterkind eine Allergie hat, liegt die Wahrscheinlichkeit bei 20 bis 40 %. Doch auch, wenn niemand aus der Familie betroffen ist, besteht ein Risiko für das Kind von 5 bis 15 %. Eine erbliche Vorbelastung macht ein Kind nicht automatisch zum Allergiker, sie begünstigt jedoch eine frühe Sensibilisierung, die zu einer allergischen Erkrankung führen kann.

Zu den Risikofaktoren wird aber nicht nur die genetische Veranlagung gezählt. Es gibt auch externe Einflussgrößen, die sich auf ein mögliches Auftreten einer Allergie auswirken bzw. das vererbte Risiko begünstigen. Diese sind zum Beispiel: ein hoher Hygienestandard, Schadstoffbelastung z. B. durch Ruß und Dieselabgase, Zigarettenrauch, virale Infektionen und die Ernährung im Säuglingsalter. Die Säuglingsernährung sollte bei allergiegefährdeten Kindern so aussehen:

- Stillen im ersten Lebensjahr – 4 bis 6 Monate ausschließlich und dann lange begleitend zu einer vielseitigen und ausgewogenen Beikost. Das Stillen bis zum 2. Geburtstag ist nach WHO-Empfehlung wünschenswert, solange von Mutter und Kind gewollt.
- Wenn nicht oder teilgestillt wird, ist eine Pré-HA-Nahrung in den ersten vier Monaten empfehlenswert, danach eine Umstellung auf eine Pré-Nahrung.

Nicht alle Verläufe bei einer Allergie sind schwer. Die Reaktionsfähigkeit des Immunsystems nimmt oft mit fortschreitendem Alter ab, die allergischen Reaktionen werden schwächer. In den ersten beiden Lebensjahren überwiegen Nahrungsmittel-Allergien und Hautausschläge, 30 bis 40 % dieser Kinder entwickeln dann später daraus allergisches Asthma.

Kinder reagieren eher auf tierische Eiweiße, zum Beispiel auf Kuhmilch oder Hühnerei, Erwachsene dagegen mehr auf pflanzliche Eiweiße, wie sie zum Beispiel in Karotten, Sellerie, Äpfeln oder Nüssen vorkommen. Ältere Kinder, Jugendliche und Erwachsene reagieren seltener direkt auf Nahrungsmittel. Ihre Überempfindlichkeit kann jedoch über eine sogenannte Kreuzallergie auf Nahrungsmittel gelenkt werden. Das bedeutet, dass ihr Immunsystem zwar ursprünglich auf Substanzen in der Luft anspringt (Pollen, Tierhaare, Hausstaubmilben). Da der Aufbau dieser Allergene aber den Molekülstrukturen von Lebensmitteleiweißen sehr ähnelt, entstehen beim Verzehr auch vergleichbare Reaktionen. Das heißt: Ein Jugendlicher, der eigentlich auf Haselnuss-Pollen allergisch reagiert, verträgt unter Umständen weder Äpfel noch Birnen.

Allergie oder Unverträglichkeit?

Sowohl Allergien als auch nichtallergische Nahrungsmittelunverträglichkeiten lösen ähnliche Symptome aus.

Bei einer Allergie handelt es sich um eine Reaktion des Immunsystems, die schon durch kleinste Allergenmengen ausgelöst wird. Allergische Reaktionen bei Säuglingen und Kleinkindern werden häufig durch Kuhmilch, Hühnerei, Erdnuss, Weizen und Soja ausgelöst; häufig verlieren sich aber allergische Nahrungsmittelunverträglichkeiten bis zum Schulalter, es entwickelt sich eine Nahrungsmitteltoleranz. Das heißt auch, dass das Allergen bei betroffenen Kindern in der Regel nur vorübergehend komplett gemieden werden muss. In jedem Fall sollte hier ärztlicher Rat befolgt werden.

Bei einer nichtallergischen Nahrungsmittelunverträglichkeit, z. B. bei einer Laktoseintoleranz, sind die Beschwerden dagegen dosisabhängig; eine gewisse, individuell unterschiedliche Menge des Inhaltsstoffs wird toleriert. Solche nichtallergischen Reaktionen kommen bei Kleinkindern allerdings nur relativ selten vor.

Allergische Reaktionen können sofort nach dem Verzehr eines Lebensmittels oder auch erst nach Tagen auftreten. Daher ist es manchmal schwer, die Ursache der Reaktion zu erkennen. Lebensmittel sollten nur dann über einen längeren Zeitraum weggelassen werden, wenn die allergische Reaktion bzw. Unverträglichkeit eindeutig mit deren Verzehr in Zusammenhang gebracht werden kann und eine ärztliche Diagnose vorliegt. Auch aus präventiven Gründen sollten besonders im Kleinkindalter keine Lebensmittel, vor allem keine Grundnahrungsmittel ausgespart werden.

Liegt tatsächlich eine Allergie vor, kann das Weglassen von Grundnahrungsmitteln ein Problem für die Versorgung mit wichtigen Nährstoffen sein, z. B. beim Weglassen der Kuhmilch. Nehmen Sie in solch einem Fall eine ausführliche Ernährungsberatung in Anspruch. Außerdem stellt es küchentechnisch und geschmacklich eine mögliche Herausforderung dar. Dazu finden Sie hier einige Austauschvorschläge.

Austausch von Milch, Milchprodukten und Ei

Kuhmilch lässt sich durch pflanzliche Drinks ersetzen. Es gibt Soja-, Hafer-, Reis-, Dinkel-, Mandel-, Haselnuss-, Cashew- und Kokosdrinks. Achten Sie beim Einkauf immer darauf, dass der Drink ungesüßt und möglichst mit Kalzium angereichert ist.

Geschmacksneutral sind der Hafer-, Dinkel- und Reisdrink, wobei Haferdrink den vollsten Geschmack hat. Sojadrink hat immer einen leichten Eigengeschmack und lässt sich aufgrund seines hohen Eiweißgehalts nicht für alle Gerichte gleichermaßen einsetzen. Für Pudding, Béchamelsaucen oder Backwaren ist der Sojadrink ideal, bei Kartoffelpüree und Kartoffelgratin der Haferdrink empfehlenswerter. Die Nussdrinks eignen sich besonders gut für Speisen, in denen ihr Eigengeschmack den Gesamtgeschmack des Gerichts stützt. Zum Beispiel: Haselnussdrink für Kakao oder Mandeldrink für feine Teige bzw. Müsli.

Süße Sahne lässt sich durch Soja- oder Hafercuisine ersetzen. Es gibt auch aufschlagbare Soja-„Sahne“, allerdings ist diese oft sehr stark gesüßt und hoch verarbeitet.

Joghurt ist als Sojajoghurt fast überall erhältlich. Hier sollten Sie die Zutatenliste genau lesen: Es sollten nur Sojabohnen, Wasser und Milchsäurebakterien enthalten sein.

Ein Ersatz für **Quark** lässt sich durch eine Mischung aus Seiden- und Naturtofu zubereiten: Pürieren Sie den Tofu mit 1 bis 2 Esslöffeln Pflanzenöl oder weißem Mandelmus und etwas Zitronensaft.

Ein **Ei** können Sie in Teigen, in denen nur 1 bis 2 Eier verwendet werden, durch 20 g in 50 ml Wasser eingeweichten und aufgekochten Leinsamenschrot ersetzen, oder durch 60 g Apfel- oder Kürbismus. Mit 10 g Vollsojamehl, in 40 ml Wasser verrührt, lassen sich die Binde- und Lockerungseigenschaften eines Eies in Rührteigen ersetzen.

In Rezepten, in denen nur ein Ei benötigt wird, zum Beispiel bei Bratlingmassen oder Brotaufstrichen, können Sie anstelle des Eies auch 2 Esslöffel Tomatenmark oder 50 ml Kokosmilch verwenden.

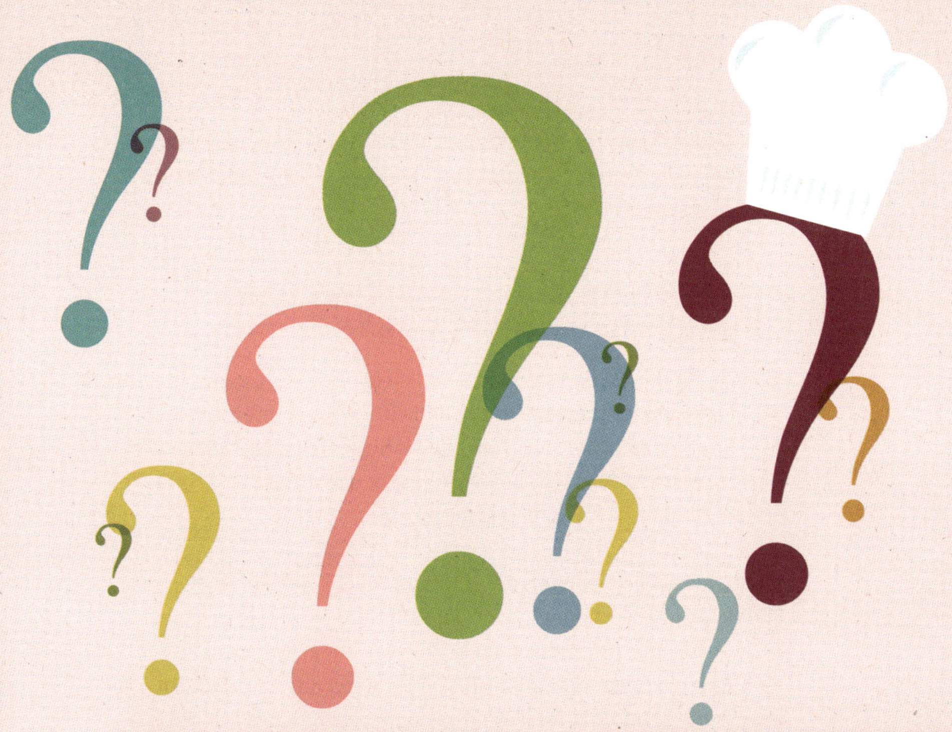

Häufige Elternfragen und -sorgen

Muss mein Kind den Teller leer essen?

Das Portionieren muss sehr lange und immer wieder von klein auf geübt werden. Es ist ja auch für uns Erwachsene manchmal schwierig einzuschätzen, wie viele Kartoffeln notwendig sind, um das Hungergefühl zu stillen. Daher kann von einem Kind nicht erwartet werden, dass es seinen Teller leer isst – erst recht nicht, wenn die Portion von jemand anderem aufgegeben wurde.

Mein Kind isst kein Gemüse

Es gibt Phasen, in denen Kinder insbesondere gegartes Gemüse nicht so gern essen. Wenn sie aber regelmäßig Gemüse in Form von Frischkost verzehren und Pellkartoffeln lieben, dann sind sie dennoch gut versorgt. Werden Gerichte mit gegartem Gemüse regelmäßig angeboten, haben Kinder eine gute Chance, doch eines Tages Gemüse zu lieben.

Mein Kind möchte den ganzen Tag essen

Manche Kinder essen sehr gern – vielleicht auch aus Langeweile. Wenn jede Mahlzeit einen Anfang und ein Ende hat und zweieinhalb Stunden Abstand zwischen den Mahlzeiten liegen, sollten die Kinder zwischendurch gut beschäftigt sein und die Lebensmittel außerhalb ihrer Sicht- und Reichweite.

Häufig formulieren Kinder, die sich langweilen, gegenüber den Eltern: „Ich habe Hunger“, ohne wirklich Hunger zu haben. Essen ist vielleicht nur eine willkommene Abwechslung. Hier müssen wir als Eltern ein Gespür dafür entwickeln, wie viel das Kind wirklich gegessen hat und welches Bedürfnis hinter dem Hunger steckt.

Mein Kind trinkt zu wenig

Auch wenn Ihr Kind weniger als die empfohlenen Flüssigkeitsmengen zu sich nimmt, kann es dennoch sein, dass es gut mit Flüssigkeit versorgt ist. Denn auch über die Nahrung, Gemüse und Obst oder Suppen, nimmt Ihr Kind viel Flüssigkeit auf.

Das wichtigste Kriterium ist, dass Ihr Kind am Tag mindestens alle drei bis vier Stunden zur Toilette geht. Animieren Sie Ihr Kind zum Trinken, indem Sie konzentrierten Früchte- oder Kräutertee in Eiswürfeln einfrieren und ein bis zwei Würfel davon in ein Glas Sprudelwasser geben.

Muss mein Kind jedes Essen probieren?

Nein. Kein Kind muss probieren, was es nicht probieren möchte. Ihr Kind wird zu seiner eigenen Zeit selbstbestimmt probieren, wenn Sie selbst die Dinge mit Genuss verzehren und ihm Zeit geben, das Essen mit allen Sinnen zu erfassen. Jeglicher Zwang stört die Beziehung des Kindes zu dem Lebensmittel und sogar zu den Eltern. Er verzögert oder verhindert den Erfolg der Essbeziehung und bringt eine negative Stimmung hinein.

Süßigkeiten – wie viel und wann?

Wenn es Ihnen gelingt, sämtliche Milch- und Milchprodukte, Müslis und Getränke den ganzen Tag ungesüßt anzubieten, dann können Sie jeden Tag mit Ihrem Kind eine Kugel Eis, ein Stück Kuchen oder einige Kekse genießen. Auch hier noch einmal: Die Menge richtet sich nach der Größe der Kinderhand (s. S. 40). Ein günstiger Zeitpunkt für den Verzehr ist eher der Nachmittag, damit die wichtige Mittagsmahlzeit davon nicht beeinträchtigt wird.

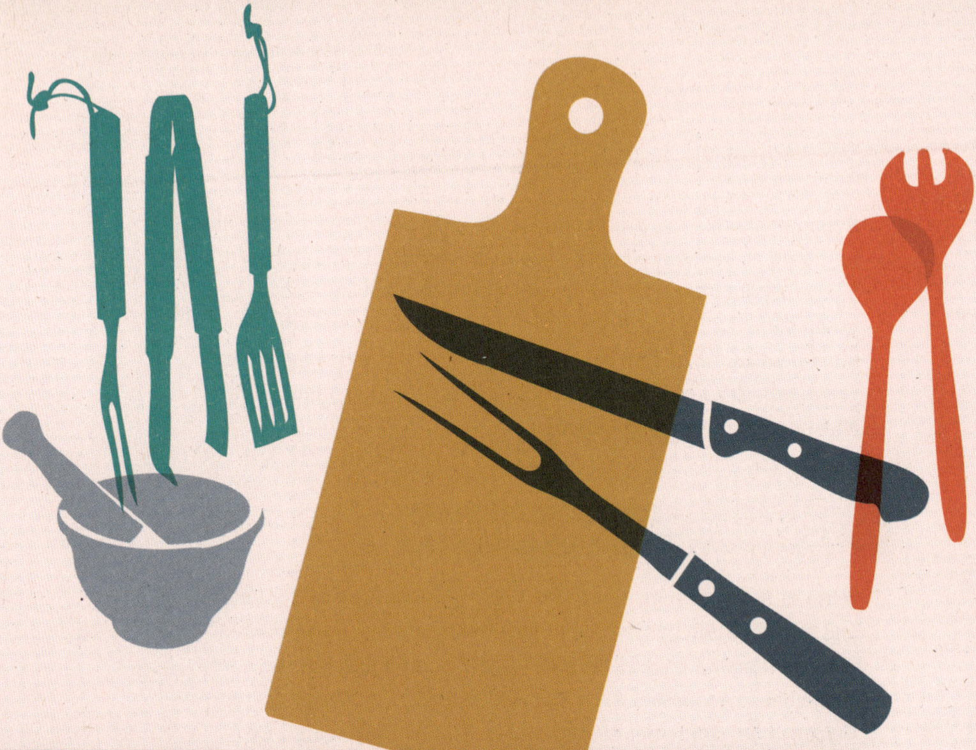

Küchenpraxis leicht gemacht

Wer wenig Zeit hat, sollte planen

Haushalt, Kinder, Berufstätigkeit und Freizeitprogramm – da bleibt manchmal nicht viel Zeit für das Planen, Einkaufen und Kochen. Hier ist Organisation gefragt. Wenn Sie in der Küche ein wenig geübt sind, dann können Sie immer wieder frei aus dem Kühl- und Vorratsschrank etwas zaubern. Dennoch ist es für alle Haushalte, egal welcher Größe, sinnvoll, die Mahlzeiten der Woche zu planen. Was muss aufgebraucht werden? Wie viel Zeit habe ich wann zur Verfügung? Was kaufe ich wann und wo ein? Welche gemeinsamen Mahlzeiten finden statt?

Es mag für Sie vielleicht zunächst etwas aufwendig und altmodisch klingen, Wochenpläne und Checklisten zu erarbeiten, aber Sie werden schon nach kurzer Zeit sehen, wie sicher Sie sich damit fühlen, wie viel Zeit und Geld Sie einsparen. Verplanen Sie nicht alle sieben Tage der Woche, fünf Tage reichen aus, dann bleibt noch genügend Raum für Spontanes oder Reste.

Planen Sie doch gemeinsam mit Ihrem Kind für die nächste Woche, indem Sie zunächst Vorgegebenes bedenken, zum Beispiel: „Da sind noch Kartoffeln, die weg müssen" oder: „Am Mittwoch haben wir ganz wenig Zeit." Weitere Rahmenbedingungen können familiäre Traditionen wie zum Beispiel der Fisch am Freitag oder der Kuchen am Sonntag sein.

Einmal in der Woche sollte das Lieblingsessen „drin" sein – nicht nur für Kinder, auch für Erwachsene. Die restlichen Mahlzeiten können Sie nun so zusammenstellen, dass für Abwechslung gesorgt ist. Dabei sollten Sie die Lebensmittelpyramide (s. S. 39) gut im Blick haben. Isst Ihr Kind mittags in der Kita oder in der Schule, ist es sinnvoll, den dortigen Speiseplan zu berücksichtigen, um Dopplungen zu vermeiden und das Mittagessen gesundheitsförderlich zu ergänzen.

Der einfache Weg zum Essensplan

- Reste im Kühlschrank, Vorräte und die Tiefkühltruhe darauf überprüfen, was verbraucht werden sollte
- Das saisonale Angebot berücksichtigen (siehe „Wochenpläne für alle Jahreszeiten", S. 70–71)
- Für Abwechslung sorgen: unterschiedliche Hauptzutaten und Zubereitungsarten vorsehen
- Lieblingsspeisen einplanen
- Überlegen, welches Gericht es schon lange nicht mehr gab
- Ab und zu etwas Neues ausprobieren
- An Tagen mit mehr Zeit etwas vorbereiten
- Bedenken, an welchen Tagen schnelle Gerichte nötig sind und ob Sie Vorbereitetes von den Tagen davor nutzen können.

Aus der Fülle der Fragen und Überlegungen ist leicht zu ersehen, dass es keinen Wochenplan geben kann, der für alle Familien gleichermaßen passt. Sehen Sie die Rezeptkapitel ab S. 82 durch, ergänzen Sie die Vorschläge durch Ihre bewährten Familienrezepte und erstellen Sie Ihre individuellen Pläne. Als Anregung habe ich

Ihnen in der folgenden Tabelle vier Wochenpläne (für je fünf Tage pro Woche) mit Rezepten aus diesem Buch zusammengestellt.

Tabelle: Wochenpläne für alle Jahreszeiten

	Frühling	Sommer
Frühstück	• Hafermüsli aus der Schweiz	• Trinkmüsli
Warme Hauptmahlzeit	• Gemüsetortilla aus Spanien • Kartoffel-Kohlrabi-Auflauf • Spinattortellini mit Walnüssen • Hafer-Mais-Plätzchen • Linsenbolognese	• Sommergemüse vom Blech • Polentapizza aus der Pfanne • Gemüse unter der Haube • Bohnen mit Pesto • Blumenkohl-Brokkoli-Auflauf
Zwischenmahlzeit	• Schnelle Haferkekse	• Avocadoquark mit Beeren
Kalte Hauptmahlzeit bzw. Suppe	• Gemüsepäckchen aus Thailand mit Erdnussdip • Apfel-Lauch-Suppe	• Fruchtiger Reissalat aus Indien • Paprikasuppe

Einkaufen – planvoll und überlegt

Ein Einkaufszettel spart Zeit und Geld. Er bietet Ihnen zudem die Möglichkeit, den Einkauf an andere Familienmitglieder zu delegieren. Ein kleines Büchlein oder eine Wandtafel in der Küche helfen, sofort aufzuschreiben, was aufgebraucht wurde, um es dann beim nächsten Einkauf wieder zu ersetzen.

Ökologisch und ökonomisch sinnvoll ist es, möglichst in der Nähe einzukaufen, Gemüse auf dem Wochen- oder Biomarkt oder im Hofladen zu besorgen. Im Supermarkt sollten Sie frische Waren möglichst am Vormittag einkaufen, wenn diese noch nicht den ganzen Tag in der hellen und zu warmen Auslage gelegen haben. Besonders empfehlenswert ist auch das Abonnieren einer Bio-Gemüse- oder -Obstkiste. Die saisonalen, regionalen und frischen Überraschungen sorgen für Abwechslung auf dem Tisch. Fleisch-

In dieser Tabelle finden Sie Vorschläge für die Zusammenstellung eines Wochenplans, abgestimmt auf die vier Jahreszeiten. Die Rezepte zu den Gerichten finden Sie im Praxisteil ab Seite 82. Tauschen Sie aus und ergänzen Sie diese Vorschläge z.B. mit Ihren gewohnten klassischen Brotmahlzeiten.

Herbst	Winter
• Müsli aus Schweden	• Porridge
• Kartoffel-Apfel-Gratin • Spitzkohl in Honig-Sahne-Sauce • Kräuter-Käse-Reis • Ratatouille aus Frankreich • Zucchini-Möhren-Spaghetti	• Wintergemüse vom Blech • Weißkohl-Linsen-Eintopf • Getreidebraten • Karamellisierte Knoblauchkartoffeln • Gemüselasagne
• Apple-Pie	• Orangen-Dattel-Creme
• Käsesalat aus Holland • Tomaten-Mais-Suppe	• Chinakohlsalat • Petersiliensuppe

und Wurstwaren sollten immer frisch eingekauft werden, größere Mengen werden portioniert eingefroren.

Bei Lebensmitteln, die länger haltbar sind, wie Nüsse, Öle oder Kekse, sollten Sie überlegen, bis wann Sie diese aufbrauchen, und beim Einkauf unbedingt auf das Mindesthaltbarkeitsdatum achten. Der Geschmack leidet unter Umständen, wenn das Mindesthaltbarkeitsdatum überschritten ist, auch wenn diese Lebensmittel danach noch gegessen werden können.

Einkaufen mit Kindern – mehr, als nur den Korb füllen

Beziehen Sie Ihr Kind beim Einkauf mit ein, denn im Geschäft oder auf dem Markt gibt es viel zu lernen. Dort werden die Grundlagen kindlichen Lernens: „Mit allen Sinnen“, „Gemeinsam in guter Beziehung“ und „Wiederholung“ optimal bedient.

Am Anfang steht das Schreiben des Einkaufszettels. Wenn Sie dabei gleich mitbedenken, wo Sie einkaufen, kann der Zettel nach Einkaufsorten oder entsprechend der Systematik des Supermarkts gegliedert werden. Kleine Kinder üben das Malen, größere das systematische Aufschreiben der Einkaufsposten und die Zahlen. Eine gut geschriebene oder gemalte Einkaufsliste ist eine große Arbeitserleichterung, und es wird nichts Überflüssiges eingekauft.

Im Supermarkt sitzen kleinere Kinder noch häufig im Einkaufswagen. Dort können sie mit dem Erkunden, wo welche Lebensmittel stehen, und mit kleinen Aufgaben beschäftigt werden, z. B.: „Erinnerst du mich bitte gleich daran, dass wir an der Gemüsetheke die Möhren nicht vergessen?“ Größere Kinder hingegen lieben Auftragsarbeiten: „Such du doch schon mal die Spaghetti“ oder „Schau mal nach, wie lange die Milch haltbar ist.“

Beim gemeinsamen Einkaufen können Sie Ihrem Kind nebenbei auch viel Wissen über die Lebensmittel vermitteln. Wo kommen sie her, wie werden sie produziert, was hat wann Saison? Mit größeren Kindern können Sie außerdem über die Bedeutung von „Verpackung“, „Fair Trade“ und „Nachhaltigkeit“ sprechen. Auch der Umgang mit Geld wird gelernt. „Was kostet ein Brot und was vier Brötchen?“ Nicht zuletzt lernen die Kinder die Anrede mit „Sie“ und den freundlichen Austausch mit und unter Erwachsenen.

Voraussetzung für stressfreies Einkaufen ist, dass alle Beteiligten satt sind. Kinder quengeln und wollen alles haben, Erwachsene haben keine Kraft und können der Diskussion nichts entgegenhalten, wenn sie hungrig unterwegs sind. Und wer kennt das nicht? Mit knurrendem Magen wird lustgesteuert zu viel – und oft vom Falschen – eingekauft. Satt und beschäftigt lassen sich die unterschiedlichsten Situationen im Supermarkt gelassener bewältigen.

Was können Sie tun? Gerade bei kleineren Kindern fällt die Einkaufszeit häufig in die Zeit der Vormittags- bzw. Nachmittags-Zwischenmahlzeit. Bereiten Sie daher zu Hause Kleinigkeiten zum Essen vor und nehmen Sie diese verpackt in Dosen einfach mit. Kommt Hunger auf, sind Sie vorbereitet. Dies minimiert das Stressrisiko und die Versuchung, rasch beim Bäcker etwas zu kaufen. Ganz nebenbei lernt Ihr Kind, dass auch unterwegs Mitgebrachtes von zu Hause gegessen werden kann. Der schnelle Einkauf einer Brezel beim Bäcker bleibt den meisten Kindern lange in Erinnerung und erschwert enorm, in Zukunft dort einfach vorbeizugehen, sodass Sie unter Umständen immer wieder Diskussionen führen müssen.

Der heute zu beobachtende Trend unter Jugendlichen: „Alles – zu jeder Zeit – an jedem Ort" resultiert oft aus Kindheitserfahrungen und führt unter anderem dazu, dass keine Familienmahlzeiten mehr stattfinden, da Kinder und Jugendliche sich schon außer Haus gesättigt haben. Ein Bedürfnis direkt und unmittelbar zu befriedigen, ist in Kindheitstagen gelernt worden und wird in das Jugend- und Erwachsenenalter mitgenommen.

Wichtig ist aber auch die begründete Ausnahme von der Regel: Manchmal ist der spontane Wunsch nach besonderen Keksen oder einem Saft durchaus zu akzeptieren. Dabei sollten Sie nur darauf achten, dass Ihr Kind die Kekse erst zu Hause öffnet – das Eis im Sommer wird natürlich gleich gegessen.

Nicht hamstern, sondern intelligent bevorraten

Ein gut gefüllter Vorratsschrank erleichtert die tägliche Arbeit in der Küche. Bestimmt haben Sie in der Küche einen Schrank oder ein Regal für Ihre Vorräte. Falls nicht, richten Sie ein Plätzchen dafür ein oder sorgen Sie im Keller für Lagerraum. Hier sind länger haltbare Lebensmittel in Packungen oder Gläsern gut aufgehoben. Ein zusätzlicher kleiner Kühlschrank macht besonders für größere Familien im Sommer Sinn. Schneller verderbliche Lebensmittel wie Obst, Gemüse, Milchprodukte, Eier, Fleisch, Wurst und Fisch sowie Brot bleiben richtig gelagert und verpackt länger frisch (siehe Tabelle „Frische Lebensmittel aufbewahren", S. 74–75).

Frische Lebensmittel aufbewahren

Produkt	Wie verpackt?
Frische Milch	Originalverpackung
Joghurt, Quark, Dickmilch	Originalverpackung
Butter	Originalverpackung oder Butterdose
Käse	spezielles Käsepapier oder Dosen
Parmesan	Küchenhandtuch
Eier	Eierfach oder -karton
Schwein, Rind, Lamm	Glas- oder Porzellanschüssel mit Teller abgedeckt
Geflügel oder Hackfleisch	Originalverpackung
Frische Wurst	spezielles Papier oder Dose
Luftgetrocknete oder geräucherte Wurstwaren	Küchentuch oder spezielles Papier, locker verpackt
Frischer Fisch	Originalverpackung
Brot oder Brötchen	Brotkasten oder -dose oder Papiertüte und lockere Plastiktüte
festes Gemüse (das Blattgrün entfernen)	Gemüsefach, Dosen (Möhren und Spargel in ein feuchtes Küchenhandtuch einwickeln)
Tomate, Gurke, Paprika, Aubergine, Zucchini, Kürbis	Gemüseschale
Blattsalate, Spinat (die ganzen Blätter gewaschen und getrocknet)	spezielle Dosen, dünne Tüten
Apfel, Birne, Zitrusfrüchte	Obstschale
Beeren	Dose oder Schüssel, abgedeckt

Füllen Sie Ihre Vorräte systematisch auf. Bei länger haltbaren Produkten wie Spaghetti ist es praktischer, diese seltener, dafür aber in größeren Mengen zu kaufen. Dadurch sparen Sie an den anderen Einkaufstagen Wege und Zeit im Supermarkt.

Die folgende Liste gibt Ihnen Orientierung für die Planung. Diese Lebensmittel müssen Sie nur sechs- bis achtmal im Jahr einkaufen:

- Gewürze, Jodsalz, Instant-Gemüsebrühe
- Öl, Essig, Senf, Tomatenmark

Wo?	Wie lange?
Kühlschrank	5 Tage
Kühlschrank	10–14 Tage
Kühlschrank	14 Tage
Kühlschrank	14 Tage
Kühlschrank	mehrere Monate
Kühlschrank	3 Wochen
Kühlschrank	2–3 Tage
Kühlschrank	sofort essen
Kühlschrank	3–5 Tage
Kühlschrank	4 Wochen
Kühlschrank	sofort essen
Zimmertemperatur	2–14 Tage
Kühlschrank	bis zu 14 Tage
Zimmertemperatur	1 Woche
Kühlschrank	5–7 Tage
Zimmertemperatur	3–5 Wochen
Kühlschrank	1–2 Tage

- Zucker, Backpulver, Trockenhefe
- Samen (z. B. Sesam, Leinsamen)
- Nüsse
- Trockenfrüchte
- Honig, Marmelade, Kakao

Ein- bis zweimal im Monat:

- Knäckebrot, Zwieback, etc.
- Mehl, Grieß, Flocken, Reis, Nudeln
- Kichererbsen, Bohnen, stückige Tomaten aus dem Glas, Tomatenpassata, Tiefkühlgemüse

- Getränke
- Zwiebeln, Knoblauch, Kartoffeln

Ein- bis zweimal in der Woche:
- Joghurt, Quark, Sahne
- Butter
- Käse
- Eier

Zweimal in der Woche:
- Milch
- Fleisch, Wurstwaren
- Brot
- Obst, Gemüse, frische Kräuter

Am Tag der Zubereitung:
- Fisch
- Hackfleisch

Einfrieren

Durch Einfrieren können Sie Reste für eine spätere Verwendung haltbar machen und Zeit sparen. So können Sie z. B. an Tagen mit mehr Zeit die doppelte Menge eines Gerichts kochen und die Hälfte einfrieren. Im Rezeptteil finden Sie viele einfriertaugliche Gerichte, gekennzeichnet mit dem Symbol (T). Sie werden in einen gut schließenden Behälter gefüllt – Tiefkühldosen, kälte- und hitzebeständige Schraubgläser oder Tiefkühlbeutel. Vor dem Einfrieren müssen sie möglichst schnell und vollständig heruntergekühlt werden. Alle Vorräte sollten mit Namen beschriftet, mit einem Datum versehen und so im Tiefkühler verstaut werden, dass sich die frischeren TK-Gerichte hinten oder unten befinden.

Rohes Fleisch und roher Fisch sowie Käse und Butter halten sich 2 bis 3 Monate, Gemüse und Obst bis zu 6 Monate. Zum Einfrieren ungeeignet sind gekochte Gerichte mit Kartoffeln und Gerichte mit gegartem Fisch.

An übermorgen denken, heute vorbereiten

Damit im Berufs- und Familienalltag die Zubereitung von Mahlzeiten schnell von der Hand geht, sind Vorbereitung und vorausschauende Planung der Schlüssel zu mehr Gelassenheit im Essalltag. Fertigprodukte sind dann keine Option mehr.

Teilen Sie die Arbeiten in der Küche auf die Familienmitglieder auf. Auch kleine Kinder können schon mithelfen, und bestimmt lässt sich Ihr Partner oder Ihre Partnerin einspannen. Gemeinsam am Tisch zu essen heißt auch, gemeinsam den Weg dorthin zu gehen.

Gut vorbereitet starten

- Das Rezept in Ruhe durchlesen und alle Zutaten und Küchengeräte zurechtlegen
- Bitte scharf: Messer und Schäler sollten geschärft sein
- Schön groß: Ein großes Brett und ein großes Messer machen jedes Gemüse schneller klein

Vorausschauend kochen

- Reis oder Hülsenfrüchte kochen prima nebenher, da bleibt Zeit für andere Küchenarbeiten
- Vollkornreis, Hirse, Bulgur etc. während der Zeit des Frühstücks kochen und bis zum Mittag ausquellen lassen
- Hülsenfrüchte abends einweichen, zur Frühstückszeit kochen, bis zum Mittag ausquellen lassen
- Kartoffeln, Nudeln und Reis gleich für zwei Tage kochen und die Hälfte kühl aufbewahren
- Gemüse direkt nach dem Einkauf vorputzen und entsprechend verpackt kühl aufbewahren
- Blattsalate in ganzen Blättern waschen, trocknen, verpacken und kühl aufbewahren
- Salatsauce (ohne rohe Zwiebel) für die ganze Woche zubereiten und in einem Schraubglas im Kühlschrank aufbewahren
- Bratlinge, Hackbällchen, Nudelsaucen, Gemüsebrühe, Gemüsewaffeln, Pizzaböden etc. gleich in größeren Mengen zubereiten und einfrieren
- Tisch decken und aufräumen: Während der Geh-, Steh-, und Garzeiten den Tisch decken, die Küche aufräumen und spülen

Energie sparen

- Wasserkocher, marsch! Großen Topf auf den Herd stellen und kochendes Wasser aus dem Wasserkocher einfüllen. Übrigens: Je größer der Topf, desto schneller wird alles warm
- Zugedeckt: Energie sparen und Garzeiten reduzieren mit einem gut schließenden Deckel
- Nicht rühren: Zu viel Rühren verringert die Temperatur in den Töpfen und verlängert dadurch die Garzeit
- Vorheizen: Nicht alle Gerichte benötigen einen vorgeheizten Backofen – wenn aber doch, ist es gut, ihn zur rechten Zeit einzuschalten

Gemeinsam kochen – Teamgeist entwickeln

Mit Kindern kochen – hier werden alle Sinne angesprochen. Leidenschaftlich wird geschaut, gerochen, gefühlt und geschmeckt. Dabei wird auf spielerische Art unter anderem das Verständnis für eine gesunde Ernährung geschult. Beim gemeinsamen Kochen steht allerdings die Beziehungsebene im Vordergrund: Eltern und Kinder genießen die Zeit, mit geschärften Sinnen gemeinsam produktiv zu sein.

Es gibt aber auch Arbeitsgänge, die deutlich weniger Spaß machen, zum Beispiel das Putzen von Salat, die aber von jedem mal übernommen werden müssen. Für den reibungslosen Ablauf ist dann Teamgeist gefragt. Passen Sie die Aufgaben an den Entwicklungsstand Ihres Kindes an, denn Forderung stärkt, Unterforderung schwächt und Überforderung macht Stress (siehe Kasten „Welche Küchenarbeiten ab welchem Alter?“, S. 79).

Kinder verstehen sich in der Küche nicht als Zuarbeiter, sie möchten Verantwortung bekommen, wenigstens über Teilbereiche eines Gerichts, und sind dankbar für jede Form von Hilfe und Unterstützung.

Um die Kompetenz der Kinder in der Küche zu stärken, sollten zunächst gemeinsam gute Voraussetzungen geschaffen werden. Während der Arbeit ist es wichtig, einige Sicherheitsregeln einzuhalten. So können die Kinder dann möglichst selbstständig arbeiten.

Bevor es losgeht:
- Hände mit Seife gründlich waschen
- Haare zusammenbinden
- Ärmel hochkrempeln
- Schürze oder altes T-Shirt anziehen
- Rezepte gemeinsam gut lesen
- Aufgaben verteilen

Sicherheit im Blick:
- Kinder beim Kochen die ganze Zeit im Auge behalten
- Das Kind sollte sich in sicherer Entfernung von Herd und Backofen befinden
- Kinder von heißem oder kochendem Wasser (z. B. Wasserkocher) fernhalten
- Hilfsmittel wie Hochstuhl, Fußbank oder Küchenleiter für eine sichere Position des Kindes nutzen
- Die Messer sollten scharf, aber nicht zu schwer und spitz sein
- Große, rutschfeste Schneidebretter verwenden

Welche Küchenarbeiten ab welchem Alter?

Diese Arbeiten können Kinder schon sehr früh – ab dem 2. Geburtstag – übernehmen:
- Obst und Gemüse waschen und trocknen
- Lebensmittel auf Tellern anrichten oder in Gefäße füllen
- Weiche Lebensmittel schneiden (Bananen, Tomaten, Pilze, Brotscheiben)
- Rühren
- Brot mit Butter bestreichen
- Alle Arbeiten rund um den Teig (Kneten, Rühren, Formen, Belegen, Ausstechen)

Mit etwas Routine in der Küche können Kinder – ab dem 5. Geburtstag – schon mehr:

- Gemüse mit dem Sparschäler schälen
- Härtere Lebensmittel schneiden (Apfel, Möhre, Käse)
- Öl, Essig oder Zucker mit dem Löffel abmessen
- Gemeinsam das Handrührgerät oder den Pürierstab halten
- Gemeinsame Arbeiten am Herd
- Gerichte mit abschmecken und beurteilen
- Spülen und abtrocknen

Beim Abschmecken von Gerichten sind Kinder jeden Alters gefragt und sollten als kompetente Hilfe angesehen werden. Zunächst gibt es nur wenige Kategorien: „Schmeckt – schmeckt nicht“, „zu heiß – richtig in der Temperatur – zu kalt“. Aber sehr bald bekommen Kinder ein klares Gespür dafür, ob dem Gericht Zucker oder Salz fehlt oder ob es zu sauer oder nicht sauer genug ist. Wenn das öfter geübt wird, entwickelt sich daraus später eine gute Vorstellung davon, welches Gewürz und welche Kräuter das Gericht geschmacklich abrunden.

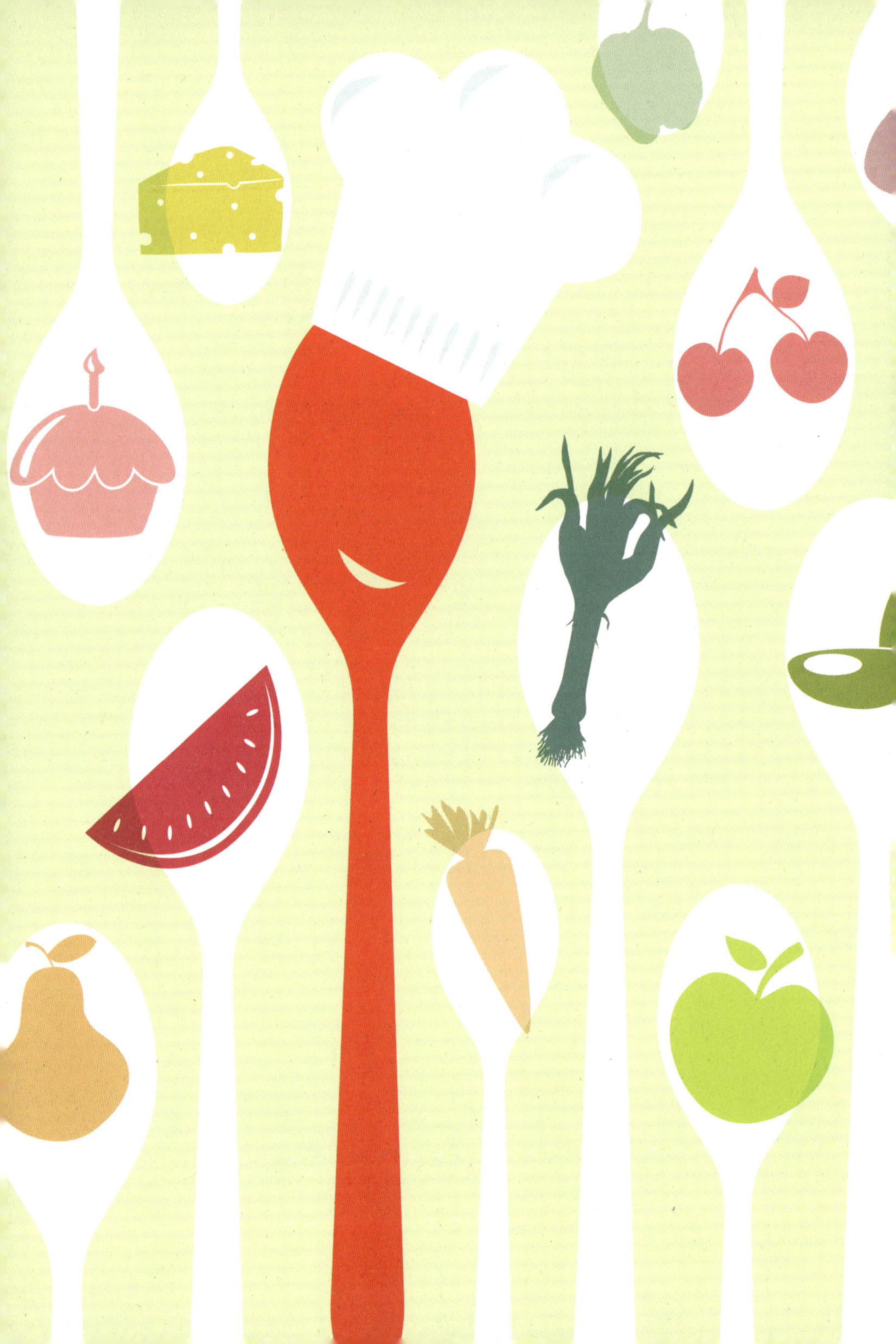

Rezeptideen für jeden Tag

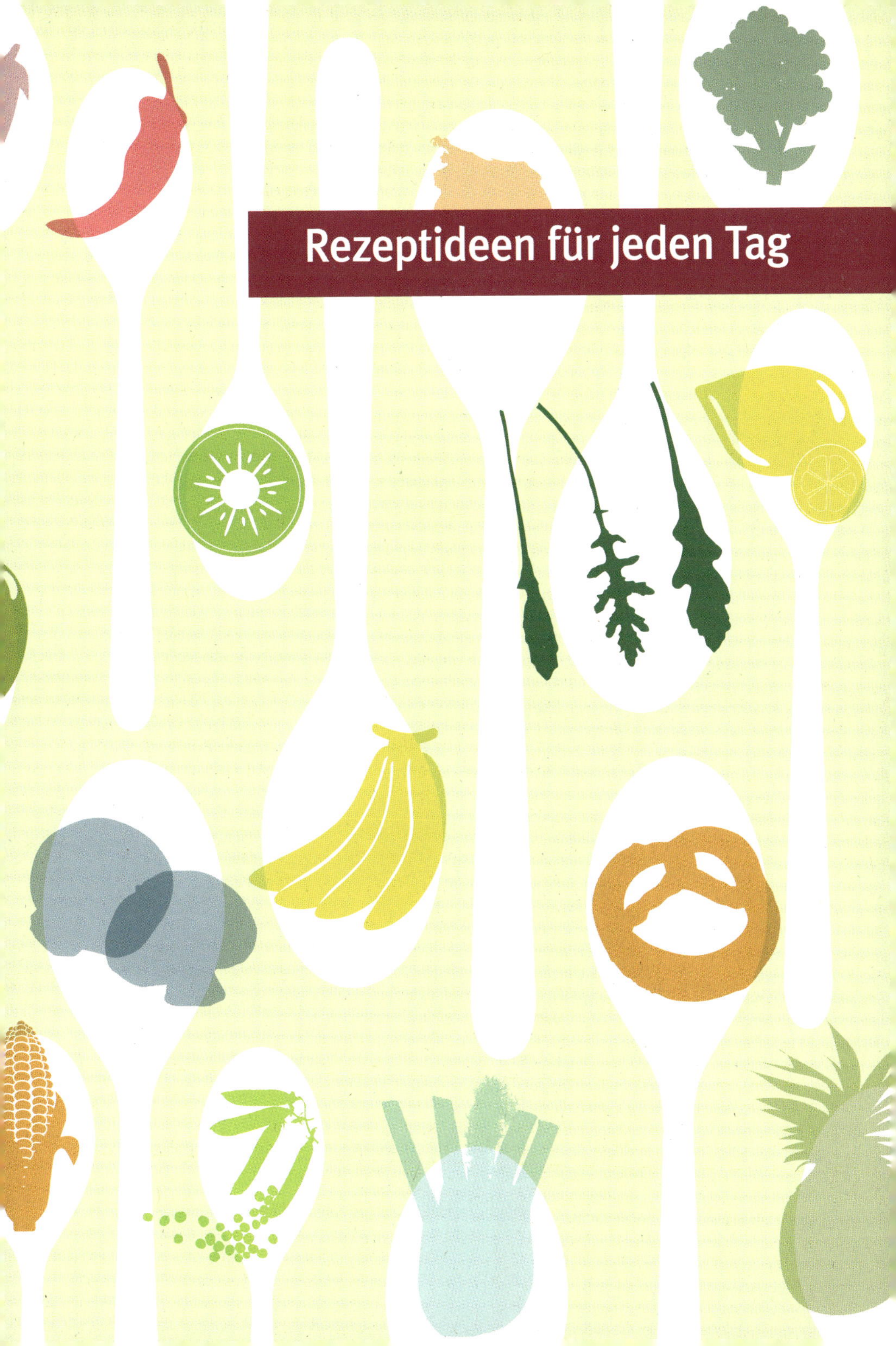

Hinweise zu den Rezepten

Im Rezeptteil finden Sie über 120 vegetarische Rezepte, die in der Familie gut ankommen und erprobt sind. Sie sind einfach in der Zubereitung, zeitlich unaufwendig und enthalten Zutaten, die Sie in jedem Supermarkt einkaufen können. Zudem lassen sie sich auch sehr gut zusammen mit Kindern zubereiten.

Die Gliederung

Die Rezepte sind entsprechend den Mahlzeiten in Kapitel eingeteilt: Frühstück – erste Hauptmahlzeit, warme Hauptmahlzeiten, Zwischenmahlzeiten und Desserts sowie kalte Hauptmahlzeiten und leichte Suppen. Zusätzlich gibt es ein Kapitel mit Rezepten für Geburtstagsfeiern.

- In der Rubrik **Frühstück – erste Hauptmahlzeit** finden Sie verschiedene Ideen für Müslis sowie Brot- und Brötchenrezepte und süße beziehungsweise herzhafte Brotaufstriche – von mild bis pikant.
- Das Kapitel **Warme Hauptmahlzeiten** enthält komplette Gerichte oder einzelne Gemüse- beziehungsweise Getreidekomponenten. Bei letztgenannten gibt es immer einen Hinweis, wie Sie diese ganz einfach zu einer vollständigen Mahlzeit ergänzen können.
- Im Kapitel **Zwischenmahlzeiten und Desserts** finden Sie zum einen Ideen für die Brotdose für die Kita oder Schule, zum anderen Shakes, Süßes und Pikantes. Die süßen Gerichte eignen sich besonders für den Nachmittag und auch als Dessert.
- **Kalte Hauptmahlzeiten und leichte Suppen** bietet sättigende Salate, Getreidegerichte und leichte Gemüsesuppen, die Sie mit Brot kombinieren können, sowie herzhafte Brotaufstriche und Dips. Hier habe ich für Sie besonders einfache und schnelle Gerichte zusammengestellt, die eine vollwertige Alternative zur in vielen Familien üblichen abendlichen Brotmahlzeit mit Wurst und Käse sind.
- Zum guten Schluss mache ich Ihnen vier Vorschläge für **Kindergeburtstage**: zwei Ideen für etwas Süßes am Nachmittag und zwei Ideen für das herzhafte Abendessen.

Gut versorgt von morgens bis abends

Wenn Ihre Familie alle drei Hauptmahlzeiten zu Hause einnimmt, dann wählen Sie jeweils ein Rezept aus den „Hauptmahlzeiten"-Kapiteln aus und ein bis zwei Rezepte aus den „Zwischenmahlzeiten".

Werden bei Ihnen alle Familienmitglieder außer Haus mit einer warmen Mittagsmahlzeit versorgt, dann wählen Sie ein Rezept aus dem Kapitel „Frühstück", ein bis zwei Rezepte aus der Rubrik „Zwischenmahlzeit" und am Abend ein Rezept aus der Rubrik „Kalte Hauptmahlzeiten und leichte Suppen". Sollte nur ein Teil der Familie in den Genuss einer warmen Mittagsmahlzeit kommen, dann kann selbstverständlich die ganze Familie gemeinsam ein Gericht aus der Rubrik „Warme Hauptmahlzeit" einnehmen.

In Deutschland ist es nicht üblich, zweimal am Tag warm zu essen – in anderen Länder jedoch, z. B. in Frankreich, Italien oder Skandinavien, sind zwei warme Mahlzeiten durchaus gängig. Das hat Vorteile: Wählt man für das Abendessen beispielsweise vegetarische Gemüse- oder Getreidegerichte, sind diese in der Regel von der Nährstoffzusammensetzung her deutlich empfehlenswerter als Brotmahlzeiten. Außerdem ermöglichen diese Gerichte problemlos, die Empfehlungen für den Gemüse-, Obst- und Getreideverzehr umzusetzen. Ihr weiterer Vorteil: Sie sind in der Regel viel preiswerter als die deutsche Brot-, Butter-, Käse- und Aufschnittkultur. So finden Sie im Rezeptteil auch einige international inspirierte Gerichte – vor allem Grundschulkinder finden diese besonders spannend.

Die Mengenangaben

Die meisten Rezepte sind für **zwei Erwachsene und zwei Grundschulkinder** berechnet oder für einen Erwachsenen und ein Kind, dann aber für zwei Tage oder für den Vorrat. Essen kleinere Kinder mit, ist die Menge auch für drei Kinder ausreichend.

Weichen die Mengen davon ab, beispielsweise bei Müsli für den Vorrat oder Kuchenrezepten, werden die Portionen neben der Zutatenliste angegeben.

Die Nährwertangaben zu allen Rezepten finden Sie in einer kostenlosen Rezeptliste – auch zum Download – unter www.ratgeber-verbraucherzentrale.de, ···> „Essen + Trinken“, Ratgeber „Mit Kindern essen“.

Zubereitungszeit

Die meisten Gerichte sind unaufwendig und benötigen nicht mehr als etwa eine halbe Stunde Arbeitszeit. Dazu können noch Zeiten zum Kühlen oder Backen kommen – während dessen können Sie sich aber anderen Aktivitäten widmen. Diese Zusatzzeiten sind unter dem Rezept angegeben.

Hinweise zum Aufbewahren

Oft bleibt nach dem Essen etwas übrig, oder Sie möchten eine größere Menge auf Vorrat zubereiten. Für solche Fälle finden Sie unter den Rezeptnamen Symbole, die auf die geeignete Lagermethode hinweisen:

(K) Für den Kühlschrank

(T) Für das Tiefkühlgerät, kann aber auch für ein bis zwei Tage im Kühlschrank gelagert werden

(V) Für die Vorratsdose

Gerichte ohne Symbol sollten sofort verzehrt werden.

Hinweise zur Zubereitungsanleitung

Die Backofentemperaturen beziehen sich auf Ober- und Unterhitze. Wenn Sie Umluft verwenden möchten, müssen Sie die Backtemperatur jeweils um 20 °C reduzieren. Ich bevorzuge Ober- und Unterhitze, weil so die Gerichte weniger austrocknen. Ist Umluft allerdings sinnvoll, weil auf zwei Blechen gleichzeitig gebacken wird, wird dies in den Rezepten vermerkt.

Obst, Gemüse und Kräuter werden immer gewaschen, oft müssen sie auch geputzt werden (z. B. Strunk oder Stielansatz entfernen). Das wird in den Rezepten nicht eigens erwähnt. Ausnahmen: Das Schälen von Gemüsesorten wie Kartoffeln, Pastinaken, Petersilienwurzeln und Roter Bete wird immer angegeben, da diese je nach Rezept geschält oder ungeschält gegart werden können.

Blattsalate sollten Sie immer gut trockenschleudern oder trockentupfen, damit der Salat nicht verwässert wird.

Zum Pürieren von Suppen und Saucen eignet sich ein Pürierstab, mit dem Sie immer im Pürierbecher arbeiten sollten.

Abkürzungen

l = Liter
ml = Milliliter
g = Gramm
kg = Kilogramm
EL = Esslöffel (gestrichen)
TL = Teelöffel (gestrichen)
Msp. = Messerspitze
Pr. = Prise
Bd. = Bund
Sch. = Scheiben
Pck. = Päckchen
TK = Tiefkühlkost

Informationen zu den Lebensmitteln

- Bei den angegebenen Gemüse-/Obstmengen gehe ich immer vom Rohgewicht der ungeputzten Ware aus.
- Die in einigen Rezepten eingesetzte Gemüsebrühe können Sie auf der Grundlage des Rezepts „Frische Gemüsewürze – Grundlage für Gemüsebrühe“ (s. S. 109) selbst herstellen, indem Sie ein bis zwei Teelöffel davon in einem halben Liter Wasser auflösen.

- In allen Rezepten, in denen Dinkelvollkornmehl eingesetzt wird, können Sie selbstverständlich auch Weizenvollkornmehl nehmen, wobei ich das Dinkelmehl vom Geschmack, der Farbe und auch von der Verarbeitung her dem Weizenmehl vorziehe. Das Gericht gelingt besser.
- Alle Öle, ob Raps-, Oliven-, Lein- oder Mandelöl, sollten kaltgepresst und nativ sein. Diese Öle dürfen beim Dünsten niemals überhitzt werden. Deshalb wird das Öl in den Rezepten immer gemeinsam mit Wasser erhitzt, damit das Öl nicht verbrennt. Bei dieser Methode hören Sie am Herausspritzen des Wassers, dass die Temperatur erreicht ist, bei der das Gargut hinzugefügt werden sollte. Kaltgepresste Öle und Butter eignen sich so für das Dünsten von Gemüse.
- Zum heißen Braten von Fleisch, Fisch und Pfannkuchen können Sie Butterschmalz beziehungsweise natives (kaltgepresstes) Kokosöl oder raffiniertes Rapsöl verwenden. Dieses hochwertige Öl kann hoch erhitzt werden und ist im Naturkosthandel und gut sortierten Supermärkten erhältlich.
- In den Rezepten werden fettarme Milch (1,5 %) und fettarmer Joghurt (1,5 %) verwendet.
- Falls Sie auf Allergien Rücksicht nehmen müssen, finden Sie Hinweise zum Austausch von Milch, Milchprodukten und Ei auf S. 63.
- Bei Kakaopulver wird immer das ungesüßte verwendet.
- Weinstein-Backpulver hat gegenüber herkömmlichem Backpulver den Vorteil, dass die Weinsteinsäure besser verträglich ist, das heißt weder allergische Reaktionen hervorruft noch auf den Zähnen ein stumpfes Gefühl hinterlässt.
- Verwechseln Sie Vanillezucker nicht mit Vanillinzucker. In den Rezepten wird Vanillezucker eingesetzt. Darin ist getrocknete und gemahlene Vanilleschote enthalten, im Vanillinzucker nur das künstliche Aroma. Statt abgepackten Vanillezucker zu kaufen, können Sie auch Vanillepulver oder das Mark einer Vanilleschote mit einem Teelöffel Zucker mischen. Wenn in Rezepten „Vanille“ angegeben wird, ist damit Vanillepulver (gemahlene Vanilleschote plus Mark, im Gewürzregal erhältlich) oder das ausgekratzte Mark einer Vanilleschote gemeint.

Frühstück – erste Hauptmahlzeit

Müsli, Porridge, Brot, Brötchen, süße und herzhafte Aufstriche

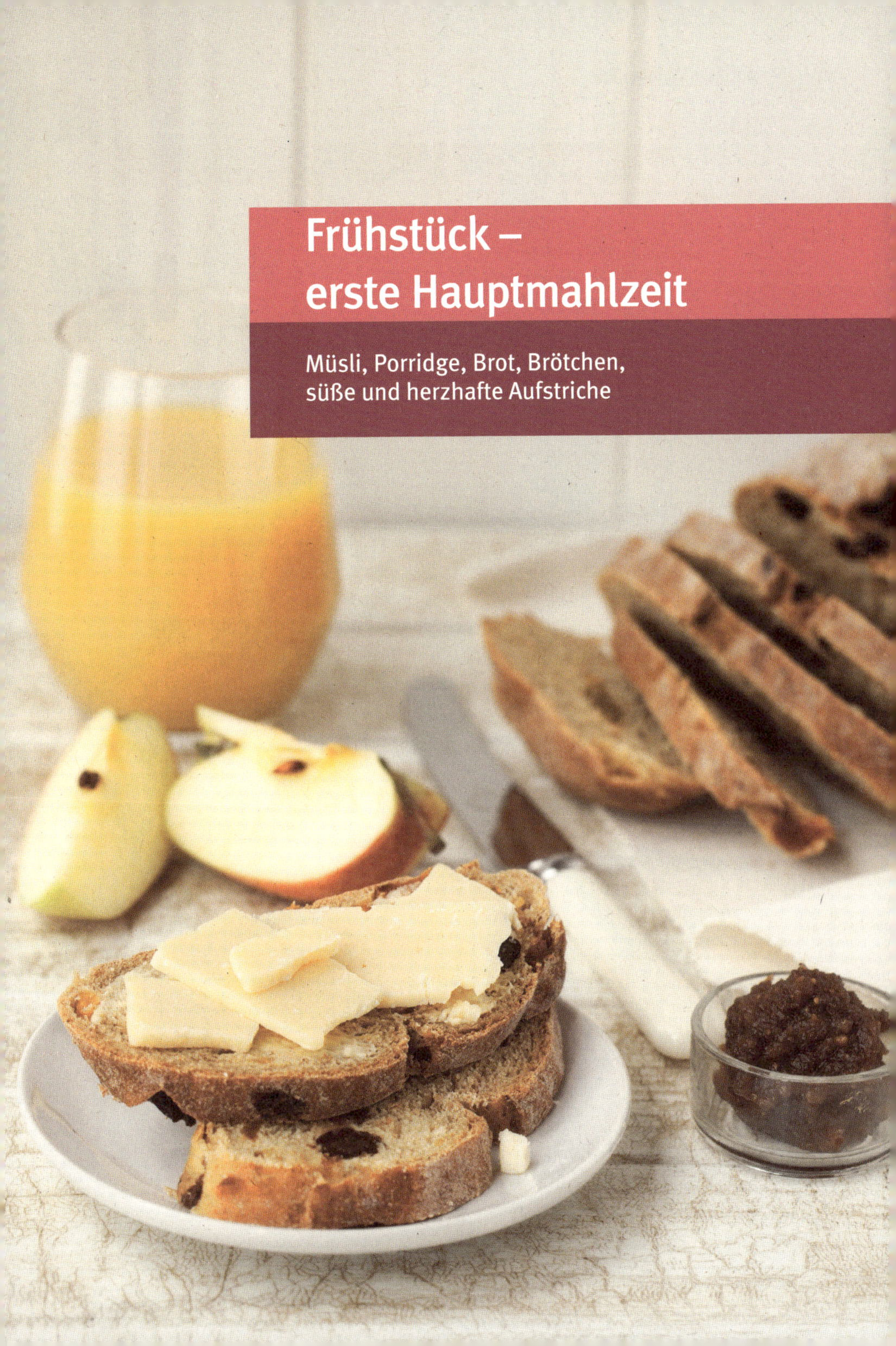

Müsli-Bar

V

Haferflocken
Hirseflocken
Dinkelflocken
ungeschwefelte Rosinen
Sesamsaat
Sonnenblumenkerne
gehackte Mandeln
Kokoschips

1. Alle Zutaten in Vorratsgläser füllen und zum Frühstück auf den Tisch stellen.

Dazu passt prima in kleine Stücke geschnittenes Obst, Fruchtsalat oder püriertes Obst und Milch, Joghurt, Sojamilch, Reisdrink oder Saft. So kann sich jeder sein individuelles Müsli, vielleicht sogar jeden Morgen anders, zusammenstellen und genießen.

Tipp

Für kleine Kinder kann man die Müslizutaten sehr gut im Blitzhacker zerkleinern.

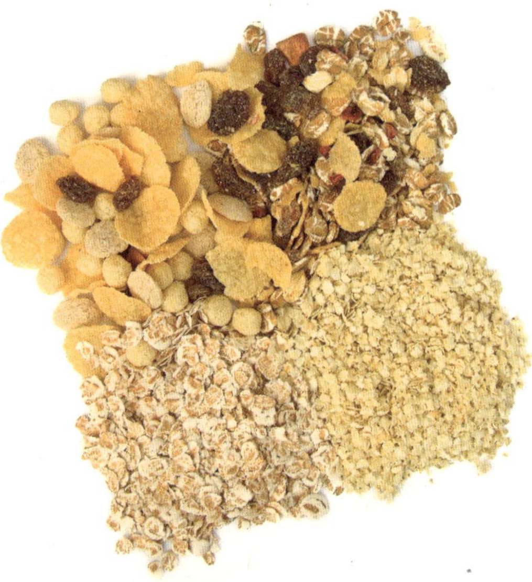

Müsli-Vorratsmischung

6 Wochen (V)

Für ca. 15 Portionen

200 g	feine Haferflocken
200 g	grobe Haferflocken
100 g	ungesüßte Cornflakes
80 g	Sonnenblumenkerne oder gehackte Mandeln
50 g	ungeschwefelte Rosinen oder Cranberries

1. Alle Zutaten miteinander mischen und in einem Vorratsglas aufbewahren.

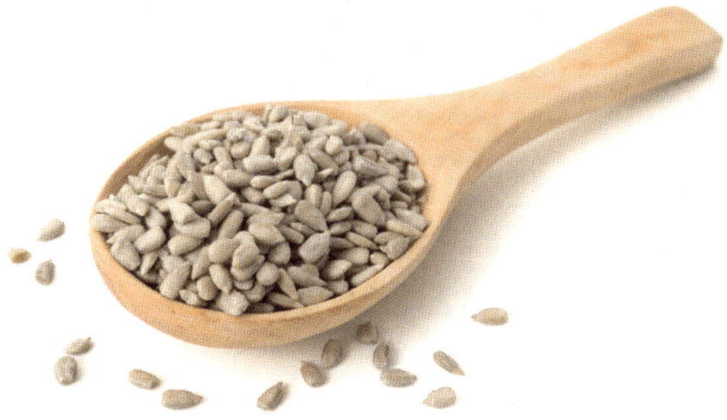

Tipps

Für eine Frühstücksportion 2–3 Esslöffel der Müslimischung mit 150 g Joghurt, 50 ml Milch und 100–150 g Obst der Saison, eventuell geraspelt, mischen.

Oder für eine Portion milchfreies Müsli 1 Banane zusammen mit 200 ml Haferdrink pürieren, mit 2–3 Esslöffeln Müslimischung und 100 g Obst der Saison, eventuell geraspelt, mischen.

Crunchy-Müsli

150 g	feine Haferflocken
20 g	Sonnenblumenkerne
20 g	Kokosraspel
2 EL	Rapsöl
2 EL	flüssiger Honig
1 Pr.	Zimtpulver oder Vanille

6 Wochen (V)

Für ca. 10 Portionen

1. Haferflocken, Sonnenblumenkerne und Kokosraspel in einer Pfanne ganz leicht erhitzen.
2. Öl, Honig und Zimt oder Vanille verrühren, dazugeben und gut umrühren.
3. Die Masse auf einem Teller abkühlen lassen und in einem Vorratsglas aufbewahren.

Tipp

Das Crunchy-Müsli eignet sich auch als Topping für das „normale" Müsli.

Dinkel-Bananen-Müsli

100 g	Dinkelflocken
4 EL	Cashewkerne
400 g	Joghurt
4	Bananen
3 EL	Zitronensaft
4 EL	Crunchy-Müsli (Rezept siehe oben)

1. Die Dinkelflocken am Abend mit 200 ml kaltem Wasser übergießen und zugedeckt kühl über Nacht einweichen.
2. Am nächsten Morgen die Cashewkerne grob hacken und zusammen mit dem Joghurt unter die eingeweichten Dinkelflocken rühren.
3. 2 Bananen mit einer Gabel zerdrücken und mit dem Zitronensaft verschlagen, die beiden anderen Bananen in Scheiben schneiden und beides unterziehen.
4. Das Dinkelmüsli auf vier Müslischälchen verteilen und mit dem Crunchy-Müsli bestreuen.

Einweichzeit: über Nacht

Tipp

Gut verpackt in einem kleinen Marmeladenglas, eignet sich das Dinkel-Bananen-Müsli auch zum Mitnehmen.

Müsli aus Schweden

400 g	Joghurt
200 ml	Milch
4 EL	Honig
400 g	gemischte Beeren
12 Scheiben	Vollkorn-Sesamknäckebrot

1. Den Joghurt mit Milch und Honig glattrühren und in vier Müslischalen geben.
2. Die Beeren darauf verteilen, das Knäckebrot in mundgerechte Stücke brechen und darüberstreuen.

Tipp

Darübergestreut bleibt das Knäckebrot knusprig. Wer es lieber weicher mag, verrührt das Knäckebrot mit dem Joghurt.

Hafermüsli aus der Schweiz

120 g	grobe Haferflocken
2	Äpfel
2	Bananen
1 EL	Sonnenblumenkerne
1 EL	gehackte Mandeln
	Zitronensaft, Honig
evtl. 80 ml	geschlagene oder flüssige Sahne

1. Die Haferflocken mit 250 ml kochendem Wasser übergießen und 10 Minuten quellen lassen.
2. Inzwischen die Äpfel und die Bananen grob raspeln, zu den Haferflocken geben und unterrühren.
3. Die Sonnenblumenkerne und die Mandeln unterrühren und alles mit Zitronensaft und Honig abschmecken. Das Hafermüsli auf vier Müslischälchen verteilen und eventuell mit Sahne verfeinern.

Müsli aus England – Porridge

400 ml	Haferdrink
400 ml	Milch
120 g	grobe Haferflocken
60 g	ungeschwefelte Rosinen
30 g	Sonnenblumenkerne
600 g	Früchte der Saison

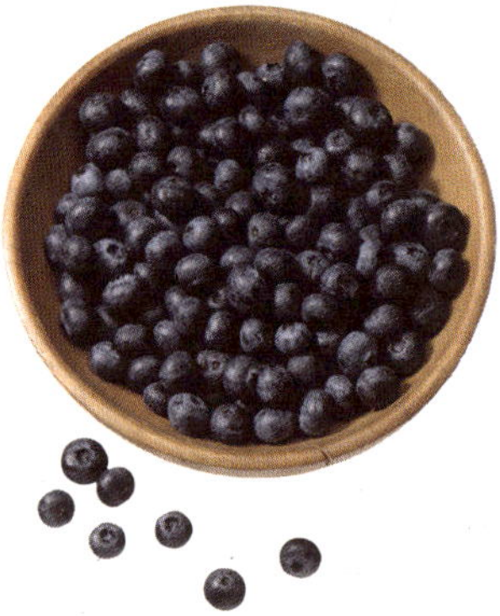

1. Den Haferdrink mit der Milch und den Haferflocken unter Rühren aufkochen, die Rosinen und die Sonnenblumenkerne hinzufügen und 2 Minuten weiter köcheln lassen. Den Topf vom Herd ziehen.
2. Das Obst in kleine Stücke schneiden, zum Haferbrei geben und alles auf vier Müslischälchen verteilen.

Zwieback-Trinkmüsli

3	Saftorangen
8 Scheiben	Vollkornzwieback
200 ml	Milch
150 g	Joghurt
1	Banane

1. Die Orangen halbieren, den Saft auspressen.
2. Den Zwieback in grobe Stücke brechen.
3. Den Orangensaft mit dem Zwieback und den restlichen Zutaten pürieren. Trinkmüsli auf vier Gläser verteilen.

Trinkmüsli

300 g	Früchte (z. B. Erdbeeren, Himbeeren, Bananen)
600 ml	Milch
200 g	Joghurt
60 g	feine oder grobe Haferflocken

1. Das Obst zusammen mit den restlichen Zutaten fein pürieren.
2. Das Trinkmüsli auf vier Gläser verteilen.

Kuchenbrot mit Banane

450 g	Dinkelvollkornmehl
2 TL	Weinstein-Backpulver
80 g	Honig
40 ml	Olivenöl
40 ml	Rapsöl
120 ml	Haferdrink oder Milch
3	reife Bananen
	Butterschmalz oder Kokosöl für die Form

6 Tage (V) (T)

Für 1 Kastenform (30 cm Länge, ergibt ca. 15 Stücke)

1. Den Backofen auf 160 °C vorheizen.
2. Das Mehl mit dem Backpulver mischen. Honig, Öl und Haferdrink oder Milch zum Mehl geben.
3. Die Bananen mit einer Gabel gut zerdrücken und zu den übrigen Teigzutaten geben. Alles gut verrühren.
4. Eine Kastenform mit Butterschmalz oder Kokosöl fetten, den Teig einfüllen und etwa 1 Stunde im vorgeheizten Ofen backen. Das Kuchenbrot auf einem Backgitter in der Form etwa 10 Minuten abkühlen lassen, dann herausnehmen.

Backzeit: 1 Stunde

Tipps

Das Kuchenbrot schmeckt auch einfach nur mit Butter.

Es bietet eine gute Verwertungsmöglichkeit für sehr reife Bananen, die niemand mehr pur essen möchte.

Schnelles Rosinenbrot

1 Würfel	frische Hefe
500 ml	Buttermilch
1–2 TL	Jodsalz
500 g	Dinkelvollkornmehl
200 g	grobe Haferflocken
200 g	ungeschwefelte Rosinen
	Butterschmalz oder Kokosöl für die Form

6 Tage (V)

(T)

Für 1 Kastenform (30 cm Länge, ergibt ca. 15 Stücke)

1. Die Hefe zerbröseln und in 200 ml lauwarmem Wasser auflösen. Die Buttermilch und das Jodsalz dazugeben.
2. Mehl, Haferflocken und Rosinen unterrühren, es entsteht ein nicht formbarer Teig.
3. Eine Kastenform mit Butterschmalz oder Kokosöl einfetten, den Teig einfüllen und glatt streichen. Den Teig etwa 30 Minuten gehen lassen.
4. Die Backofentemperatur auf 200 °C einstellen, das Rosinenbrot in den noch kalten Ofen schieben und 50–60 Minuten backen. Das Rosinenbrot auf einem Backgitter in der Form etwa 10 Minuten abkühlen lassen, dann herausnehmen.

Zeit zum Gehen: 30 Minuten – **Backzeit:** 50–60 Minuten

Tipp

Das Rosinenbrot ist auch mit Käse belegt ein Genuss!

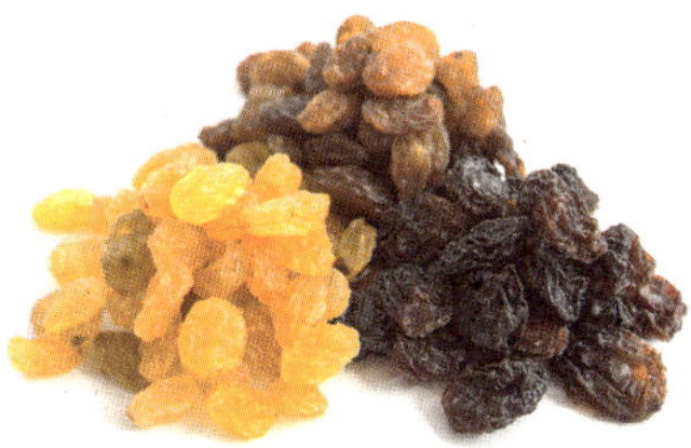

Dinkel-Hafer-Brot

1 Würfel	Hefe
150 g	Joghurt
1–2 TL	Jodsalz
2 EL	Obstessig
1 EL	Honig
500 g	Dinkelvollkornmehl
150 g	feine Haferflocken
50 g	Leinsamen
50 g	Sesamsaat
	Butterschmalz oder Kokosöl für die Form

6 Tage (V) (T)

Für 1 Kastenform (30 cm Länge, ergibt ca. 20 Stücke)

1. Die Hefe zerbröseln und in 100 ml lauwarmem Wasser auflösen, 300 ml Wasser, den Joghurt, Jodsalz, Essig und Honig einrühren.
2. Die restlichen Zutaten dazugeben und 1–2 Minuten zu einem glatten Teig kneten. Dann noch weitere 8 Minuten kneten.
3. Den Teig in eine mit Butterschmalz oder Kokosöl eingefettete Kastenform füllen.
4. Die Backofentemperatur auf 160 °C einstellen, das Brot in den noch kalten Ofen schieben und etwa 1 Stunde backen. Das Haferbrot auf einem Backgitter in der Form etwa 10 Minuten abkühlen lassen, dann herausnehmen.

Backzeit: 1 Stunde

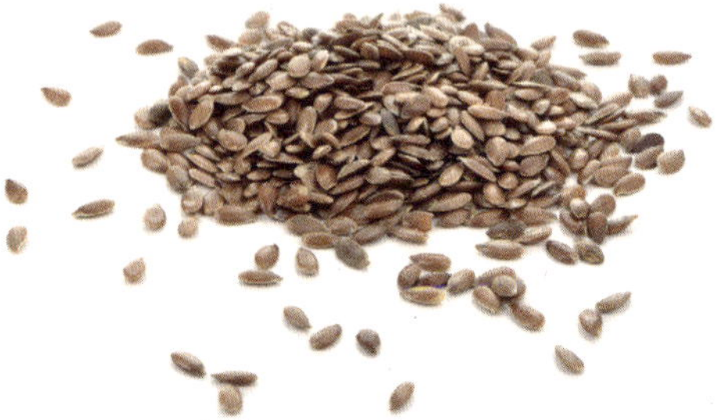

Einfache Dinkelbrötchen

½ Würfel	Hefe
1 TL	Jodsalz
500 g	Dinkelvollkornmehl

2 Tage (V) (T)

Für 12–15 Brötchen

1. 350 ml lauwarmes Wasser bereitstellen. Die Hefe in etwas Wasser auflösen, das restliche Wasser und das Jodsalz hinzufügen.
2. Das Mehl mit einem Kochlöffel unterrühren, etwa 2 Minuten mit den Händen kneten, die Feuchtigkeit überprüfen und eventuell mit etwas Mehl oder Wasser korrigieren, weitere 8 Minuten kneten. Der Teig sollte eine geschmeidige Konsistenz haben. Zugedeckt etwa 45 Minuten gehen lassen.
3. Den Teig anschließend noch einmal kräftig durchkneten, 12–15 Teiglinge portionieren und zu Brötchen formen, mit Wasser bestreichen und auf zwei mit Backpapier ausgelegte Bleche setzen. 10–15 Minuten gehen lassen.
4. Den Backofen auf 220 °C Umluft vorheizen. Die Brötchen in den Backofen schieben und die Temperatur auf 180 °C Umluft herunterstellen. Die Brötchen etwa 15 Minuten backen. Anschließend auf einem Backgitter abkühlen lassen.

Zeit zum Gehen: 1 Stunde – **Backzeit:** 15 Minuten

Variation

Sie können insgesamt bis zu 50 g Sesamsaat, Sonnenblumen- oder Kürbiskerne mit in den Teig einarbeiten. Besonders herzhaft schmecken die Brötchen, wenn Sie unter das Mehl 1 Teelöffel edelsüßes Paprikapulver mischen und unter den Teig dann 80 g geriebenen Emmentaler kneten.

Milchbrötchen

½ Würfel	Hefe
300 ml	lauwarme Milch
50 g	Honig
1 Pr.	Jodsalz
500 g	Dinkelvollkornmehl
	Vanille, Zimtpulver
50 g	weiche Butter

2 Tage (V) (T)

Für 12–15 Brötchen

1. Die Hefe zerbröseln und in etwas Milch auflösen, restliche Milch, Honig und Jodsalz einrühren. Das Mehl und die Gewürze dazugeben, gut verrühren und dann die weiche Butter unterkneten.
2. Alles 1–2 Minuten kneten, die Feuchtigkeit des Teiges überprüfen und eventuell Milch oder Mehl hinzufügen. Weitere 8 Minuten kneten, bis der Teig geschmeidig ist und kaum mehr klebt.
3. Den Teig 30–45 Minuten zugedeckt gehen lassen. Noch einmal kräftig durchkneten, 12–15 Teiglinge portionieren, zu Brötchen formen und auf zwei mit Backpapier ausgelegte Bleche legen. Etwa 10 Minuten gehen lassen, bis sich Poren an der Oberfläche gebildet haben.
4. Den Backofen auf 200 °C Umluft vorheizen, die Brötchen hineinschieben und die Temperatur auf 160 °C Umluft herunterstellen. Die Brötchen etwa 15 Minuten backen. Anschließend auf einem Backgitter abkühlen lassen.

Zeit zum Gehen: 55 Minuten – **Backzeit:** 15 Minuten

Variation

Für Rosinenbrötchen zusätzlich 50 g Rosinen in den Teig einarbeiten.

Tipps

So haben Sie immer frisches Gebäck: Backen Sie die Brötchen nur etwa 10 Minuten (zwei Drittel der Zeit), dann aus dem Backofen nehmen und mit Wasser befeuchten. Die Brötchen abdecken und spätestens 24 Stunden später erneut mit Wasser befeuchten und im vorgeheizten Backofen nochmal 10 Minuten backen. Alternativ können Sie die Brötchen nach dem ersten Befeuchten einfrieren. Vor dem Aufbacken dann kurz antauen lassen und 10 Minuten aufbacken.

Diese praktische „Zweimal-zwei-Drittel-Backmethode" können Sie auf andere Rezepte übertragen.

Müslibrötchen

2 Tage (V) (T)

Für ca. 12 Brötchen

200 g	Magerquark
50 ml	Milch
1	Ei
4 EL	Rapsöl
250 g	Dinkelvollkornmehl
100 g	Nuss- oder Früchtemüsli oder Müslimischung (s. S. 91)
1 Pck.	Weinstein-Backpulver
½ TL	Jodsalz

1. Den Backofen auf 180 °C vorheizen. Quark, Milch, Ei und Öl glatt rühren. Das Mehl, Müsli, Backpulver und Jodsalz mischen und unter die Quarkmasse kneten.
2. Aus dem Teig etwa 12 Teiglinge portionieren, zu kleinen Brötchen formen und auf ein mit Backpapier ausgelegtes Blech legen. Im vorgeheizten Ofen 25–30 Minuten backen. Die Müslibrötchen auf einem Backgitter abkühlen lassen.

Backzeit: 25–30 Minuten

Fruchtaufstrich

250 g	gemischte Trockenfrüchte
250 ml	Apfelsaft
	evtl. Vanille, Zimtpulver, geriebene Zitronenschale

2–3 Wochen (K) (T)

Für 2 Gläser à ca. 250 ml

1. Die Trockenfrüchte in kleine Stücke schneiden und in einen hohen Pürierbecher geben. Apfelsaft hinzugießen und mehrere Stunden einweichen. Anschließend pürieren und je nach Geschmack würzen.
2. Den Fruchtaufstrich auf zwei gut ausgespülte Vorratsgläser verteilen.

Einweichzeit: mehrere Stunden

Variation

Für Pflaumenmus mischen Sie Trockenpflaumen mit Birnensaft und schmecken das Ganze mit Zimt ab. Für einen Aprikosenaufstrich mischen Sie Aprikosen mit Wasser und Zitronensaft. Oder probieren Sie einmal die Kombination Datteln und Kirschen, eingeweicht in Kirschsaft.

Sommerfruchtaufstrich: Wie im Rezept beschrieben, eine halbe Menge Fruchtmus zubereiten und zusätzlich 125 g frische, pürierte Früchte (Erdbeeren, Himbeeren, Aprikosen) unterrühren. Die Haltbarkeit beträgt hier nur 2 bis 3 Tage.

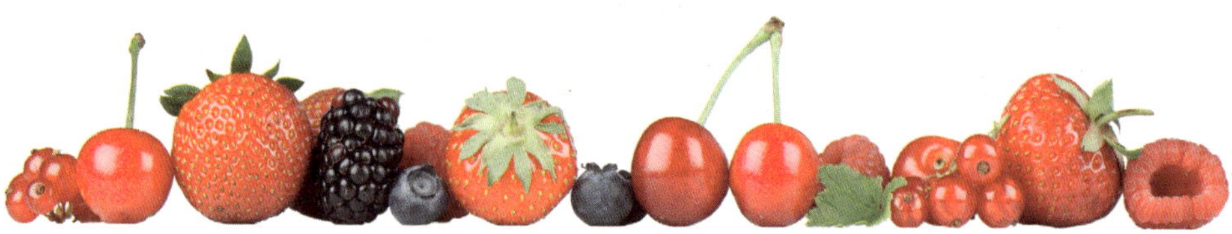

Mandelaufstrich

100 g	Datteln ohne Stein
120 g	gemahlene Mandeln
	Vanille, Zitronensaft

1–2 Wochen (K) (T)

Für 1 Glas à ca. 350 ml

1. Die Datteln klein schneiden und mit den Mandeln in 100 ml Wasser über Nacht einweichen.
2. Alles pürieren, eventuell noch etwas Wasser hinzufügen, mit den Gewürzen abschmecken. In ein Vorratsglas füllen.

Einweichzeit: über Nacht

Nougataufstrich

100 g	Datteln ohne Stein
100 g	gemahlene Haselnüsse
2–3 EL	ungesüßtes Kakaopulver

1–2 Wochen (K) (T)

Für 1 Glas à ca. 350 ml

1. Die Datteln klein schneiden und mit den Haselnüssen in 100 ml Wasser über Nacht einweichen.
2. Den Kakao unterrühren, alles durchpürieren, eventuell noch etwas Wasser hinzufügen. In ein Vorratsglas füllen.

Einweichzeit: über Nacht

Tipp

Der Nougataufstrich schmeckt nicht nur zum Frühstück, sondern eignet sich auch als Zwischenmahlzeit am Nachmittag: Bestreichen Sie ein Knäckebrot damit und belegen es mit Bananenscheiben.

Schoko-Quark-Aufstrich

200 g	Magerquark
100 g	Banane
2 EL	ungesüßtes Kakaopulver
1 EL	Raps- oder Mandelöl

2–3 Tage (K)

Für 1 Glas à ca. 350 ml

1. Alle Zutaten miteinander pürieren.
2. Den Aufstrich in ein Vorratsglas füllen und mindestens 30 Minuten kühl stellen.

Kühlzeit: mindestens 30 Minuten

Tipp

Eignet sich auch zum Dippen von Birnen und Erdbeeren.

Orangen-Frischkäse-Aufstrich

100 g	Frischkäse
50 g	Magerquark
1 EL	Honig
2–3 EL	Orangensaft

3–4 Tage (K)

Für 1 Glas à ca. 200 ml

1. Alle Zutaten miteinander verrühren.
2. Den Aufstrich in ein Vorratsglas füllen.

Tipps

Schmeckt besonders gut auf den Milchbrötchen (Rezept S. 100) oder dem Rosinenbrot (Rezept S. 97). Und ist sehr gut geeignet zum Dippen von Obst.

Süße Avocadocreme

1	Avocado
2 EL	Zitronensaft
200 g	Magerquark
50 g	Frischkäse
	Honig
	evtl. Vanille, Zitronensaft, Minze

1 Tag (K)

Ergibt ca. 500 g

1. Das Avocadofruchtfleisch in Stücke schneiden. Zitronensaft, Quark, Frischkäse und Honig dazugeben und gut pürieren.
2. Den Aufstrich mit den Gewürzen abschmecken.

Tipp

Ideal auch zum Dippen von Obst.

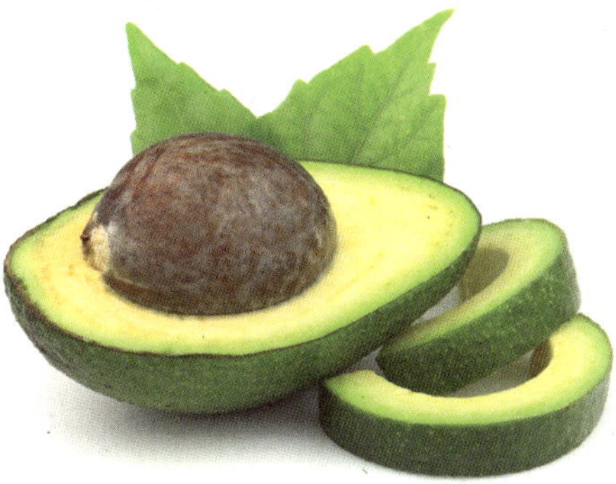

Paprika-Frischkäse-Aufstrich

50 g	Frischkäse
50 g	Feta
50 g	Magerquark
100 g	rote Paprikaschote
1 TL	Paprikapulver, edelsüß
	Zitronensaft

2–3 Tage (K)

Für 1 Glas à ca. 400 ml

1. Frischkäse, Feta und Quark mit einer Gabel verkneten.
2. Die Paprika sehr fein würfeln und mit dem Paprikapulver unter die Frischkäsemasse rühren. Mit Zitronensaft abschmecken.

Dazu passt: Knäckebrot oder Roggenbrot – und zum Abendessen Pellkartoffeln.

Rote-Bete-Aufstrich

250 g	gegarte Rote Bete
80 g	gemahlene Mandeln
25 ml	Olivenöl
25 ml	Raps- oder Mandelöl
	Zitronensaft, Jodsalz, Honig

4 Tage (K)

Für 1 Glas à ca. 400 ml

1. Die Rote Bete abziehen, würfeln und zusammen mit allen Zutaten fein pürieren.
2. Mit den Gewürzen abschmecken und den Aufstrich in ein Vorratsglas füllen.

Tipps

Um den Aufstrich herzhafter zu machen, eine Knoblauchzehe mitpürieren.

Passt besonders gut zu kräftigem Brot und Pellkartoffeln.

Zusätzliches Streichfett unter dem Aufstrich ist nicht nötig.

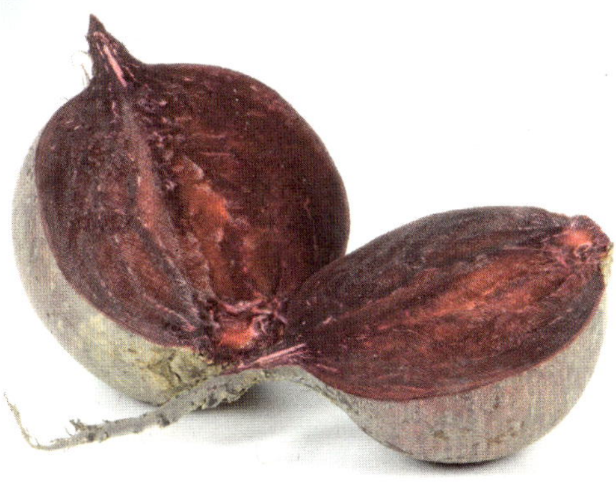

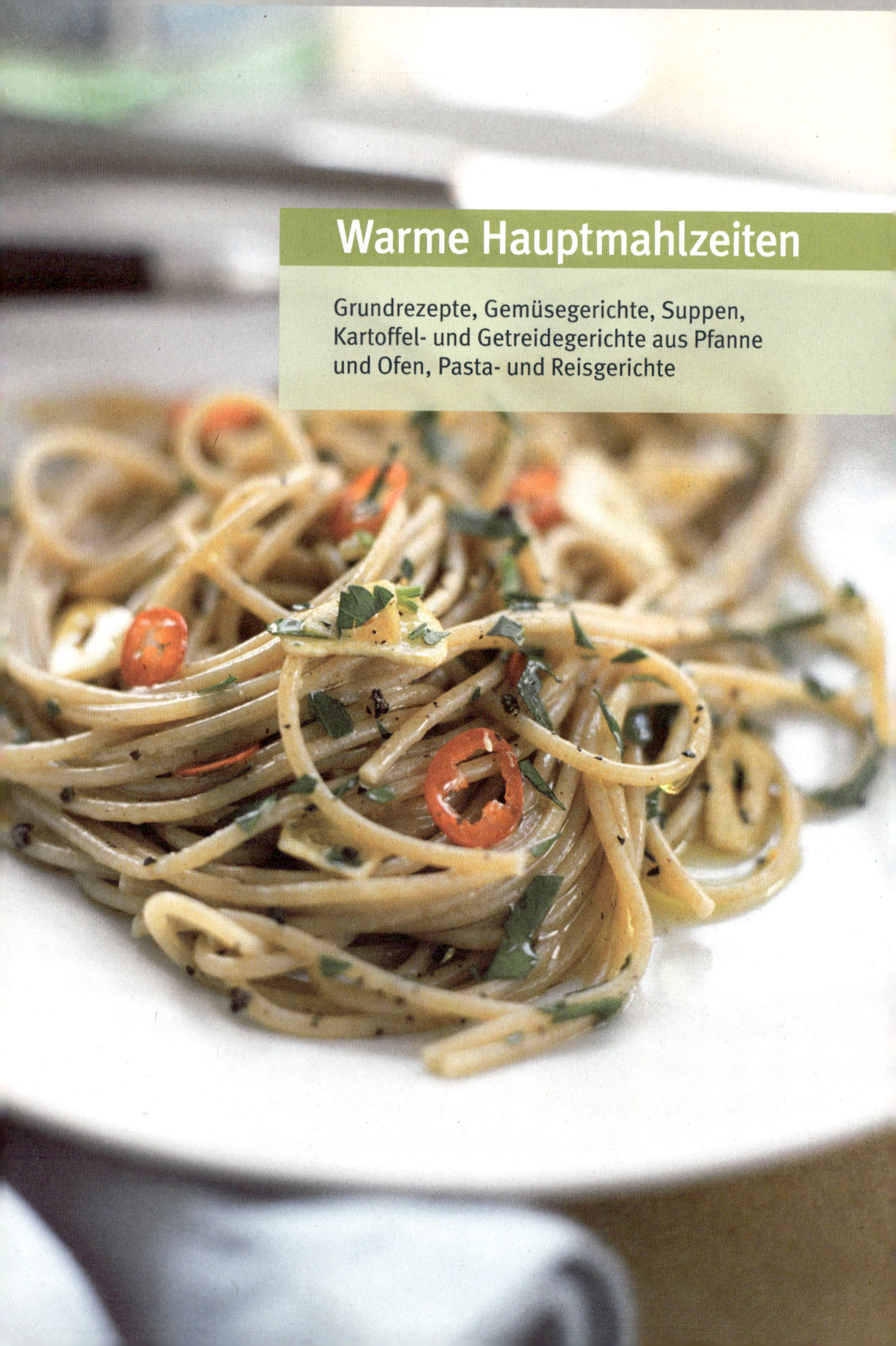

Warme Hauptmahlzeiten

Grundrezepte, Gemüsegerichte, Suppen, Kartoffel- und Getreidegerichte aus Pfanne und Ofen, Pasta- und Reisgerichte

Frische Gemüsewürze – Grundlage für Gemüsebrühe

mehrere Monate (K)

Für 2 Gläser à ca. 400 ml

100 g	Zwiebeln
100 g	Möhren
100 g	Lauch
100 g	Sellerie (Knollen- oder Stangensellerie nach Belieben)
100 g	Tomaten
100 g	Petersilie, mit Stängel
40–60 g	Jodsalz
8 EL	Olivenöl

1. Das Gemüse und die Petersilie grob schneiden bzw. raspeln. Mit Jodsalz und Olivenöl fein pürieren.
2. Die Gemüsewürze in Vorratsgläser füllen.

Tipp

Diese Gemüsewürze ist die Grundlage für die Gemüsebrühe, die in einigen Rezepten verwendet wird. Lösen Sie 1 TL Gemüsewürze in ½ l Wasser auf, für eine kräftigere Brühe erhöhen Sie die Menge.

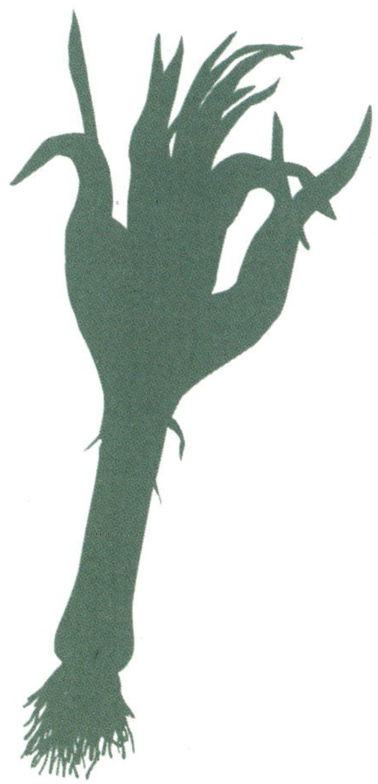

Pesto

4	Knoblauchzehen
	etwas Butter oder Margarine
1 Bd.	Basilikum
60 g	Pinien- oder Cashewkerne
50 g	Parmesan, frisch gerieben
100 ml	Olivenöl
	Jodsalz

2 Wochen (K)

Für 1 Glas à ca. 300 ml

1. Die Knoblauchzehen abziehen und halbieren. Die Basilikumblätter von den Stielen zupfen.
2. Alle Zutaten miteinander fein pürieren und in ein Vorratsglas füllen.

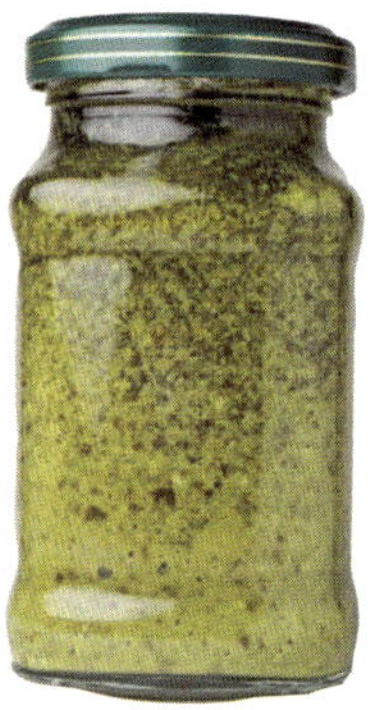

Tipps

Das Pesto sollte im Glas immer mit Öl bedeckt sein, dann hält es sich länger.

Es wird bei einigen italienisch inspirierten Rezepten im Buch eingesetzt – zum Beispiel bei den Bohnen mit Pesto (S. 111), der Gemüsesuppe mit Gnocchi (S. 120) und dem Couscousomelett (S. 125). Es eignet sich aber auch für schnelle Spaghetti oder zur Verfeinerung von Tomaten mit Mozzarella.

Bohnen italienische Art mit Pesto

1 Tag K

100 g	weiße, getrocknete Bohnen (oder 250 g gegarte weiße Bohnen aus dem Glas)
1	Zwiebel
2 EL	Olivenöl
600 g	grüne Bohnen (frisch oder TK)
100 ml	Gemüsebrühe (Rezept S. 109)
30 g	getrocknete Tomaten
60 g	Pesto (Rezept S. 110)

1. Die getrockneten Bohnen in der 3- bis 4-fachen Menge Wasser über Nacht einweichen. 30–45 Minuten im Einweichwasser garen und auf der ausgeschalteten Herdplatte ausquellen lassen. (Werden gegarte Bohnen verwendet, diese abtropfen lassen und bei Schritt 4. zusammen mit den getrockneten Tomaten hinzufügen.)
2. Die Zwiebel würfeln, das Öl mit 2 Esslöffeln Wasser erhitzen und die Zwiebel andünsten.
3. Die grünen Bohnen dazugeben und mit der Gemüsebrühe ablöschen. 5–8 Minuten bissfest garen.
4. Die getrockneten Tomaten in Streifen schneiden und zusammen mit den weißen Bohnen zu den grünen Bohnen geben. Alles weitere 5 Minuten garen. Zum Schluss das Pesto unterrühren.

Einweichzeit: über Nacht

Dazu passt: Die Polentaschnitten aus Italien (Rezept S. 132) oder die karamellisierten Knoblauchkartoffeln (Rezept S. 119).

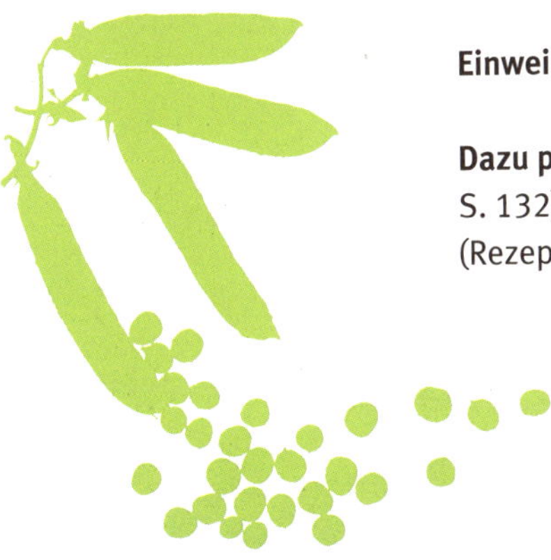

Sommergemüse vom Blech

500 g	Zucchini
500 g	Möhren
500 g	gelbe Paprikaschoten
5	Frühlingszwiebeln
4 EL	Olivenöl
1 Pr.	Zimt
	Zitronensaft
evtl. 100 g	Feta
	Jodsalz, Pfeffer

1. Den Backofen auf 200 °C vorheizen.
2. Das Gemüse in 10 cm lange Streifen schneiden, die Zucchini etwas dicker lassen als Möhren und Paprika.
3. Das Gemüse mit Öl, Zimt und Zitronensaft mischen, auf einem mit Backpapier ausgelegten Backblech gleichmäßig verteilen und 30–35 Minuten im vorgeheizten Ofen backen.
4. Den Feta reiben. 10 Minuten vor Ende der Backzeit das Gemüse damit bestreuen. Mit Jodsalz und Pfeffer würzen.

Backzeit: 30–35 Minuten

Dazu passt: Couscous oder Bulgur (200 g) oder Nudeln (400 g).

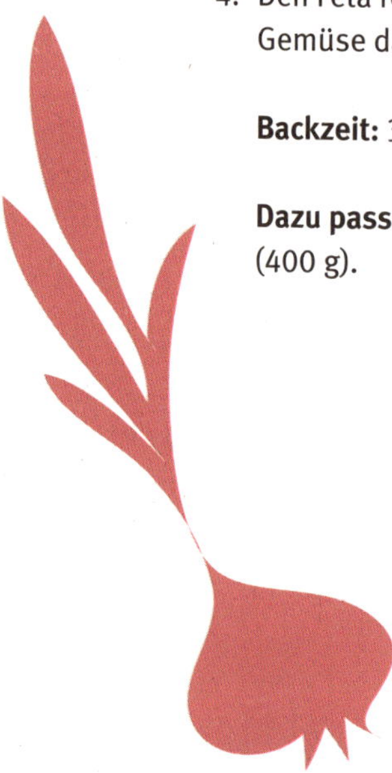

Wintergemüse vom Blech

500 g	Kartoffeln
500 g	Möhren
500 g	Pastinaken
500 g	Hokkaidokürbis
4 EL	Olivenöl
3	Schalotten
1 Zweig	Rosmarin
	Kräutersalz, Pfeffer, Paprikapulver

1. Die Kartoffeln, Möhren, Pastinaken und den Kürbis unter fließendem Wasser gut bürsten und putzen, den Kürbis entkernen und alles in Würfel mit 2 cm Kantenlänge bzw. in 2 cm dicke Scheiben schneiden. Mit dem Olivenöl gut vermischen.
2. Den Backofen auf 180 °C vorheizen.
3. Die Schalotten abziehen und achteln.
4. Das Gemüse auf einem mit Backpapier ausgelegtem Backblech gleichmäßig verteilen, die Schalottenachtel und den Rosmarinzweig darauf legen und etwa 45 Minuten im vorgeheizten Ofen backen.
5. Nach der Hälfte der Garzeit das Gemüse mithilfe eines Pfannenwenders wenden. Mit Kräutersalz, Pfeffer und Paprika würzen.

Backzeit: 45 Minuten

Dazu passt: Kräuterquarkdip (Rezept S. 194).

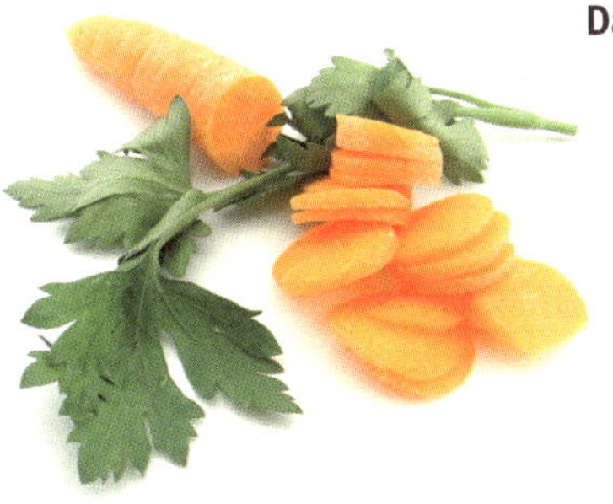

Spitzkohl in Honig-Sahne-Sauce

1 Tag K T

1 kg	Spitzkohl
20 g	Butter
2 EL	Honig
100 ml	Sahne
	Jodsalz, Pfeffer

1. Den Spitzkohl in etwa 1 cm breite Streifen schneiden.
2. Butter und Honig in einer hohen Pfanne unter Rühren vorsichtig erhitzen, den Spitzkohl dazugeben und kurz karamellisieren. Mit 100 ml Wasser und der Sahne ablöschen und bei geschlossenem Deckel 3–4 Minuten bissfest garen.
3. Den Spitzkohl mit Jodsalz und Pfeffer abschmecken.

Dazu passen: Bandnudeln (400 g).

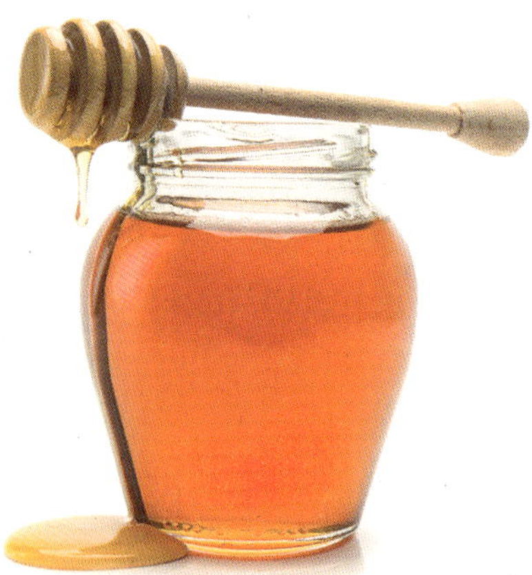

Ratatouille aus Frankreich

1 Tag (K) (T)

1	große Gemüsezwiebel (200 g)
3 EL	Olivenöl
200 g	Zucchini
300 g	rote Paprikaschoten
400 g	Fleischtomaten
3	Knoblauchzehen
	Jodsalz, Honig, Tomatenmark, getr. Kräuter der Provence

1. Die Zwiebel würfeln, das Olivenöl mit 3 Esslöffeln Wasser in einer Großraumpfanne erhitzen und die Zwiebelwürfel darin glasig dünsten.
2. Zucchini, Paprika und Tomaten grob würfeln, zu den Zwiebeln geben und zugedeckt 20–25 Minuten dünsten.
3. Den Knoblauch in Scheiben schneiden, dazugeben und das Ratatouille mit den Gewürzen und Kräutern abschmecken.

Dazu passt: Vollkornreis (200 g).

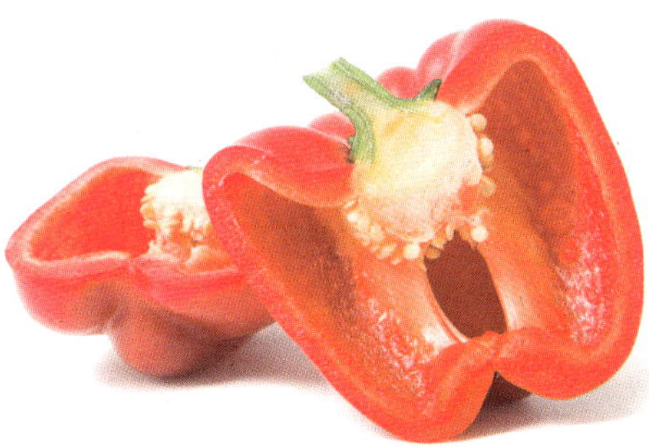

Kartoffeln und Möhren untereinander

1 Tag (K)

1	Gemüsezwiebel
2 EL	Rapsöl
800 g	Kartoffeln
600 g	Möhren
1 l	Gemüsebrühe (Rezept S. 109)
200 g	Frischkäse oder Kräuterfrischkäse
	Jodsalz, Pfeffer, Zitronensaft
1–2 EL	glatte oder krause Petersilie, gehackt

1. Die Zwiebel fein würfeln, das Öl mit 2 Esslöffeln Wasser in einem Topf erhitzen und die Zwiebel darin glasig dünsten.
2. Die Kartoffeln schälen, fein würfeln und zu den Zwiebeln geben. Die Möhren grob würfeln, ebenfalls dazugeben.
3. Das Gemüse 2–3 Minuten andünsten, mit der Gemüsebrühe ablöschen und zugedeckt 10–15 Minuten garen. Die Kartoffeln sollten weich und die Möhren bissfest sein.
4. Den Frischkäse unterrühren, mit den Gewürzen abschmecken und mit Petersilie bestreuen.

Dazu passt: Rührei (aus 4 Eiern).

Blumenkohl-Brokkoli-Gratin

1 Tag (K)

500 g	Blumenkohl
500 g	Brokkoli
200 ml	Gemüsebrühe (1 TL auf 200 ml Wasser; Rezept S. 109)
2	hartgekochte Eier
20 g	Butter
4 EL	Paniermehl
50 g	Bergkäse, gerieben

1. Blumenkohl und Brokkoli in mundgerechte Röschen schneiden, die Strünke würfeln und alles in der Gemüsebrühe in einem Topf etwa 8 Minuten bissfest garen.
2. Den Backofen auf 200 °C vorheizen.
3. Die Eier in kleine Würfel schneiden.
4. Die Butter in einer Pfanne schmelzen, das Paniermehl einrühren und kurz anbraten.
5. Das Gemüse mit der Brühe in eine Auflaufform geben, die Eierwürfel, das Paniermehl und den Käse darüberstreuen. Das Ganze 10 Minuten überbacken.

Backzeit: 10 Minuten

Dazu passen: Pellkartoffeln (800 g).

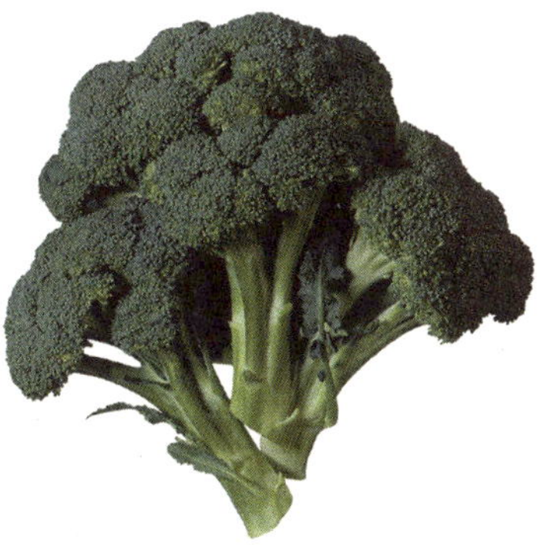

Kichererbsen-Möhren-Püree

1 Tag (K)

1 kg	Möhren
1 EL	Rapsöl
240 ml	Gemüsebrühe (Rezept S. 109)
2 Gläser	Kichererbsen (insgesamt 430 g Abtropfgewicht)
200 g	Frischkäse
	Jodsalz, Kreuzkümmel, Zitronensaft

1. Die Möhren würfeln, das Öl mit 1 Esslöffel Wasser in einem Topf erhitzen und Möhren andünsten. Mit der Gemüsebrühe ablöschen und etwa 8 Minuten bissfest garen.
2. Die Kichererbsen abtropfen lassen, dazugeben und alles mit dem Frischkäse fein pürieren. Das Püree mit den Gewürzen abschmecken.

Dazu passt: ein Rührei (aus 4 Eiern) und Spinatgemüse (aus 400 g TK Spinat bzw. 1 kg frischem Spinat) oder:

Zwiebel-Apfel-Gemüse: 1 große Gemüsezwiebel oder 2 kleine Gemüsezwiebeln in feine Ringe schneiden, 2 Äpfel in sehr feine Spalten schneiden und zusammen in Butterschmalz oder Kokosöl braten, sodass eine leichte Bräunung entsteht.

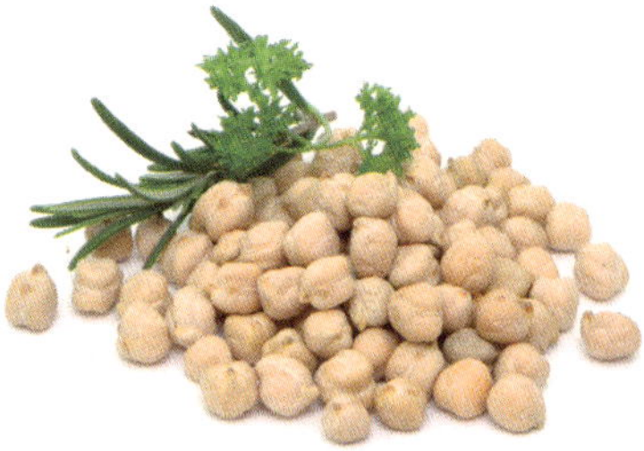

Karamellisierte Knoblauchkartoffeln

1 Tag (K)

1–1,5 kg	festkochende Kartoffeln
4 EL	Olivenöl
1–2 EL	brauner Zucker
3	Knoblauchzehen
	Jodsalz, Pfeffer
	evtl. Rosmarin

1. Die Kartoffeln waschen und bürsten, 15–18 Minuten in einem Topf, knapp mit Wasser bedeckt, nicht ganz gar kochen. Dann abgießen und der Länge nach vierteln bzw. achteln.
2. Das Öl in einer oder in zwei großen Pfannen erhitzen, die Kartoffelstücke darin unter Wenden braten, bis sie gar sind. Mit Zucker bestreuen und die Kartoffeln leicht karamellisieren.
3. Den Knoblauch in Scheiben schneiden, dazugeben und 1–2 Minuten mitbraten.
4. Die Kartoffeln mit Jodsalz und Pfeffer abschmecken, nach Geschmack Rosmarin hinzugeben.

Dazu passen: jedes Gemüsegericht und der Kräuterquarkdip (Rezept S. 194).

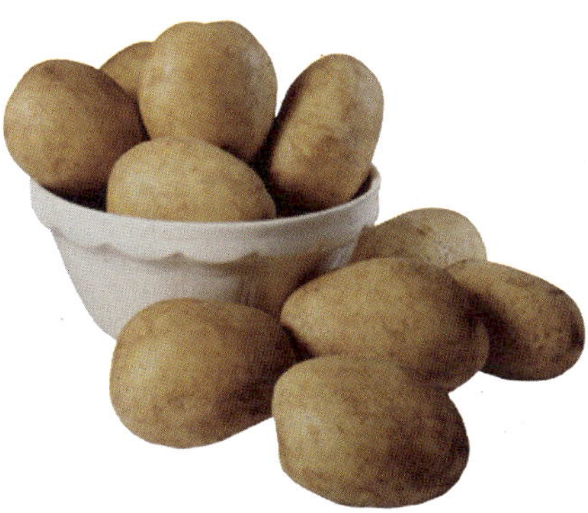

Gemüsesuppe mit Gnocchi

1 Tag (K) (T)

1	Gemüsezwiebel
2 EL	Olivenöl
400 g	Möhren
100 g	Staudensellerie
200 g	Lauch
1 l	Gemüsebrühe (Rezept S. 109)
1 Glas	Kichererbsen (215 g Abtropfgewicht)
400 g	Gnocchi, selbst gemacht oder Fertigprodukt
	Jodsalz, Knoblauch, Pesto (Rezept S. 110)

1. Die Zwiebel würfeln. Das Öl mit 2 Esslöffeln Wasser in einem Topf erhitzen und die Zwiebel darin andünsten.
2. Das Gemüse in mundgerechte Stücke bzw. in Ringe schneiden, kurz mit andünsten und mit der Gemüsebrühe ablöschen. Etwa 10 Minuten bissfest garen.
3. Die Kichererbsen mit ihrer Flüssigkeit und den Gnocchi dazugeben. 5 Minuten leicht köcheln lassen und mit den Gewürzen mild abschmecken.

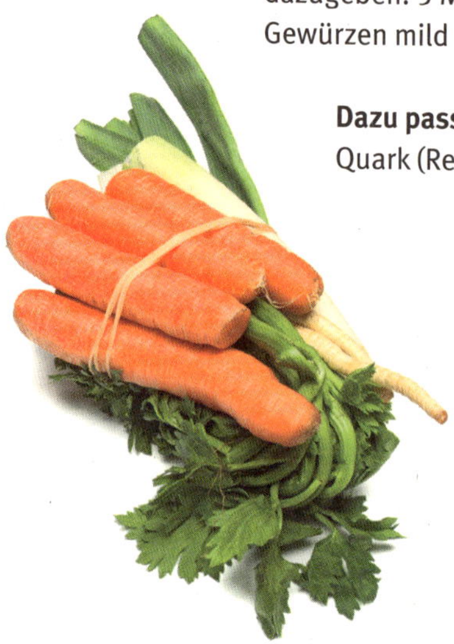

Dazu passt: zum Nachtisch der Beeren-Mandel-Quark (Rezept S. 157).

Möhrencremesuppe mit Frischkäseklößchen

1 Tag (K) (T)

Für die Suppe:

1	Zwiebel
200 g	Kartoffeln
600 g	Möhren
1 EL	Rapsöl
1 l	Gemüsebrühe (Rezept S. 109)
100 ml	Sahne
	Jodsalz, Honig, Curry, Petersilie
	Für die Klößchen:
200 g	Frischkäse
1	Ei
60–70 g	Paniermehl
	Jodsalz, Pfeffer

Tipp

Die Suppe – ohne die Klößchen – lässt sich sehr gut einfrieren.

1. Die Zwiebel, die Kartoffeln und 500 g Möhren würfeln. 100 g Möhren in feine Streifen schneiden, beiseite legen.
2. Das Öl mit 1 Esslöffel Wasser in einem Topf erhitzen, die Gemüsewürfel darin andünsten und mit der Gemüsebrühe ablöschen. Zugedeckt 10–15 Minuten garen.
3. Für die Klößchen den Frischkäse, Ei und Paniermehl mit einer Gabel verkneten und mit Jodsalz und Pfeffer würzen.
4. Salzwasser zum Sieden bringen und mit 2 Teelöffeln aus der Frischkäsemasse kleine Klößchen abstechen. Etwa 5 Minuten ziehen lassen; sie sind gar, wenn sie an der Oberfläche schwimmen. Die Klößchen mit einem Schaumlöffel auf einen Teller legen.
5. Die Suppe fein pürieren, die Sahne angießen und mit den Gewürzen und Petersilie fein abschmecken. Die Möhrenstreifen dazugeben und einige Minuten ziehen lassen. Die Klößchen kurz vor dem Servieren in die Suppe geben.

Dazu passt: Kokosmilchreis (Rezept S. 158) mit Obst-salat als Dessert.

Weißkohl-Linsen-Eintopf

1 Tag (K)

800 g	Weißkohl
1	Zwiebel
5 EL	Tomatenmark
200 g	rote Linsen
750 ml	Gemüsebrühe (Rezept S. 109)
	Salz, Pfeffer, Kümmelsaat
200 g	Joghurt
2 EL	Olivenöl
	Paprikapulver, edelsüß oder geräuchert

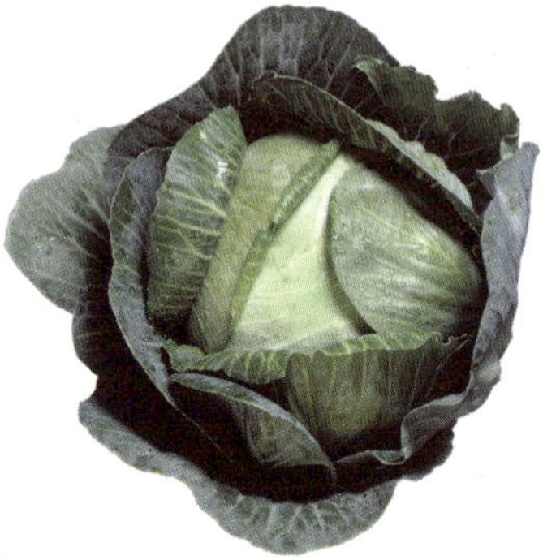

1. Den Weißkohl in feine Streifen schneiden, die Zwiebel würfeln.
2. Das Tomatenmark unter Rühren in einem Topf andünsten, Linsen und Zwiebel dazugeben und mit der Brühe ablöschen. Zum Schluss den Weißkohl dazugeben. Alles etwa 15 Minuten garen und mit den Gewürzen abschmecken.
3. Den Joghurt mit Öl und Paprika glattrühren. Den Eintopf auf Teller verteilen und mit dem Joghurt portionsweise verfeinern.

Dazu passt: Apple-Pie (Rezept S. 172) als Dessert.

Erdnusssuppe aus Nigeria

1 Tag (K)

1	Gemüsezwiebel
1 EL	Erdnuss- oder Olivenöl
2 EL	Vollkorngrieß oder feine Polenta
400 g	Tomaten, frisch oder aus dem Glas
1 l	Gemüsebrühe (Rezept S. 109)
100 g	Couscous
100–150 g	gesalzene Erdnüsse
400 ml	Milch
	Jodsalz, Pfeffer

1. Die Gemüsezwiebel fein würfeln, das Öl mit 1 Esslöffel Wasser erhitzen, die Zwiebel kurz darin andünsten und mit Grieß bestreuen.
2. Die Tomaten würfeln und dazugeben. Alles mit der Gemüsebrühe ablöschen, den Couscous unterrühren und 10 Minuten köcheln lassen.
3. Die Erdnüsse sehr fein hacken und mit der Milch dazugeben. Das Ganze weitere 10 Minuten leicht köcheln lassen. Mit Jodsalz und Pfeffer abschmecken.

Dazu passt: Obstsalat als Dessert.

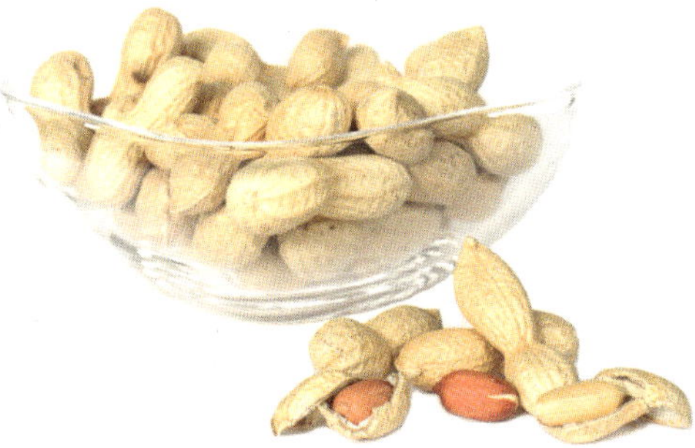

Kartoffeleintopf aus Ungarn

1 Tag (K)

500 g	Gemüsezwiebeln
2 EL	Rapsöl
2 EL	Tomatenmark
1–2 TL	Paprikapulver, edelsüß
1 kg	Kartoffeln
750 ml	Gemüsebrühe (Rezept S. 109)
500 g	grüne Bohnen
	Jodsalz, Pfeffer, Kümmelsaat, getr. Majoran

1. Die Zwiebeln würfeln, das Öl mit 2 Esslöffeln Wasser erhitzen und die Zwiebeln zusammen mit dem Tomatenmark und dem Paprikapulver darin andünsten.
2. Die Kartoffeln schälen, vierteln oder achteln, dazugeben und mit der Brühe ablöschen. Etwa 20 Minuten garen.
3. Inzwischen die Bohnen in mundgerechte Stücke schneiden, 8–10 Minuten dämpfen und dazugeben. Den Eintopf mit den Gewürzen kräftig abschmecken.

Dazu passt: Schoko-Nuss-Joghurt mit Birnen (Rezept S. 155) als Dessert.

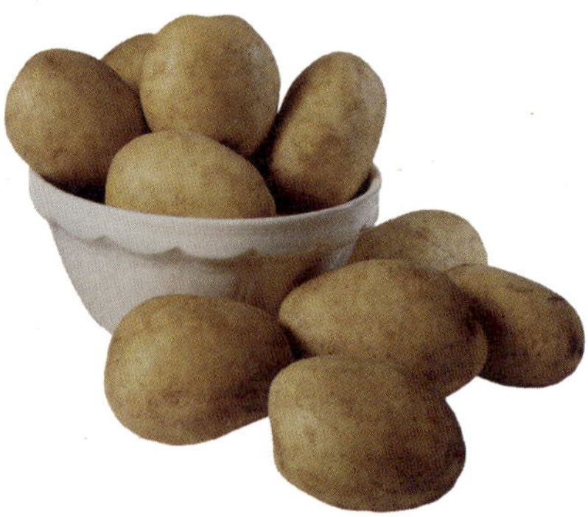

Couscousomelett

300 ml	Gemüsebrühe (Rezept S. 109)
150 g	Couscous
6	Eier
	Jodsalz, Pfeffer
2–3 EL	Pesto (Rezept S. 110)
1	Zwiebel
1 EL	Rapsöl

1. Die Gemüsebrühe aufkochen, den Couscous damit übergießen und 10 Minuten quellen lassen.
2. Die Eier verquirlen, mit Jodsalz und Pfeffer würzen und das Pesto unterrühren.
3. Die Zwiebel würfeln, das Öl mit 1 Esslöffel Wasser in einer Pfanne erhitzen, die Zwiebel darin andünsten. Den Couscous dazugeben, die Eier darübergießen, locker unter den Couscous heben und bei geringer Temperatur und geschlossenem Deckel stocken lassen.

Dazu passt: ein mediterranes Gemüsegericht (z. B. Ratatouille, Rezept S. 115) oder:

Gegrillte Tomaten: 8 Fleischtomaten halbieren, mit 50 g geriebenem Feta, mit 1 Esslöffel Olivenöl vermischt, bestreuen und in eine Auflaufform setzen. Im Backofen 10 Minuten grillen.

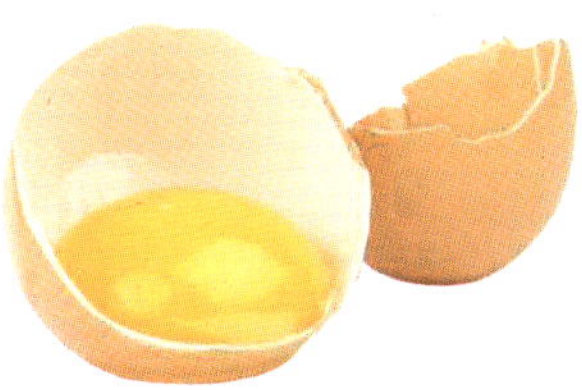

Gemüsetortilla aus Spanien

1 Tag (K)

3	Eier
75 g	Vollkorngrieß
	Jodsalz, Pfeffer, Paprikapulver edelsüß
75 g	Emmentaler, gerieben
800 g	gemischtes TK-Gemüse (Erbsen, Möhre, Brokkoli, Blumenkohl)

1. Den Backofen auf 180 °C vorheizen.
2. Die Eier mit dem Grieß verquirlen und würzen. Den Käse unterrühren.
3. Das Gemüse in eine Quicheform (26 cm Ø) geben, die Eiermasse darüber verteilen und die Gemüsetortilla etwa 40 Minuten backen.

Dazu passen: gebratene Kartoffelviertel (800 g).

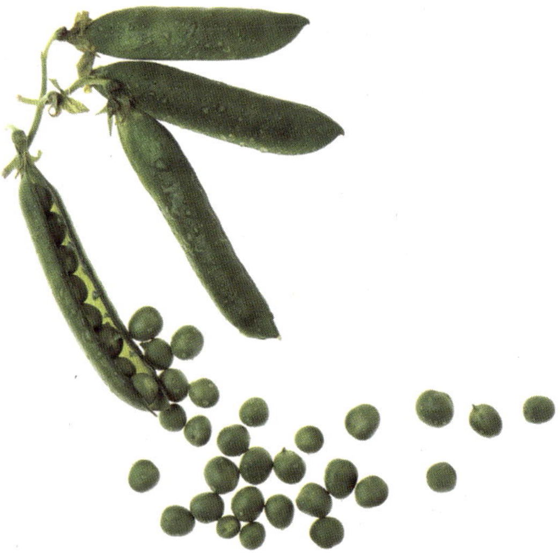

Tipp

Sie können das Gemüse auch tiefgefroren in die Quicheform geben.

Rheinische Möhren-Reibeplätzchen mit Apfelmus

1 Tag K

1 kg	Äpfel
	Zitronensaft
1–2 EL	Zucker
10 g	Butter
600 g	Kartoffeln
600 g	Möhren
1	Zwiebel
1	Ei
2–3 EL	Dinkelvollkornmehl
	Jodsalz
	Butterschmalz oder Kokosöl zum Braten
4–8 Sch.	Schwarzbrot

1. Den Backofen auf 220 °C vorheizen.
2. Die Äpfel in mundgerechte Stücke schneiden, mit Zitronensaft, Zucker und Butter mischen und in eine Auflaufform geben. 20–30 Minuten im vorgeheizten Ofen backen und anschließend pürieren.
3. Die Kartoffeln schälen und zusammen mit den Möhren sehr fein reiben. Zwiebel fein würfeln. Kartoffeln, Möhren und Zwiebel mit Ei und Mehl mischen und kräftig mit Salz würzen. Den Teig 10 Minuten quellen lassen.
4. Das Bratfett in einer beschichteten Pfanne erhitzen und darin etwa 15 Reibeplätzchen mit etwa 10 cm Ø ausbacken.
5. Am Tisch die Schwarzbrotscheiben halbieren, je ein Reibeplätzchen darauf legen und obenauf einen Klecks Apfelmus geben.

Dazu passt: grüner Salat.

Kleine Maispfannkuchen aus Peru

460 g	Mais (2 Gläser oder TK)
2	Eier
80 g	Dinkelvollkornmehl
1 TL	Weinstein-Backpulver
	Jodsalz, Pfeffer
	Butterschmalz oder Kokosöl zum Braten

2 Tage (K) (T)

1. Mais abtropfen lassen, zusammen mit den Eiern pürieren. Mehl und Backpulver unterrühren und den Teig würzen.
2. In einer Pfanne wenig Bratfett erhitzen und mit einem Esslöffel Teig in die Pfanne geben, den Teig ein wenig flachdrücken und von beiden Seiten braten. Auf diese Weise etwa 8 Pfannkuchen ausbacken.

Dazu passt: Gemüsegerichte und Dips. Oder die Maispfannkuchen einfach zusammen mit Salatblättern zwischen zwei Brötchenhälften legen.

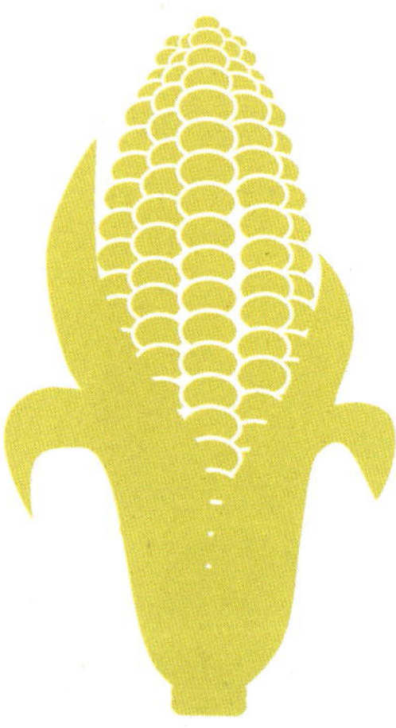

Hafer-Mais-Plätzchen

2 Tage (K) (T)

600 ml	Milch
150 g	grobe Haferflocken
1	Zwiebel
230 g	Mais (1 Glas oder TK)
1	Ei
1 TL	Jodsalz
4–5 EL	Vollkorngrieß
	Butterschmalz oder Kokosöl zum Braten

1. Die Milch aufkochen und über die Haferflocken gießen. Mindestens 1 Stunde quellen lassen.
2. Die Zwiebel fein würfeln und mit dem Mais, dem Ei, dem Jodsalz und dem Grieß unter die Haferflocken rühren, sodass ein dickflüssiger Teig entsteht.
3. In einer Pfanne wenig Bratfett erhitzen. Pro Plätzchen 1 Esslöffel Teig hineingeben, ein wenig flachdrücken und 20–22 kleine Plätzchen ausbacken.

Zeit zum Quellen: mindestens 1 Stunde

Dazu passt: Tomatensauce (S. 137, Rezept Kartoffel-Wirsing-Kuchen) oder Ketchup (Rezept S. 193).

Variation

Anstelle von Mais schmecken die Plätzchen auch mit Erbsen oder einer Mais-Erbsen-Mischung.

Möhrenwaffeln

2 Tage (K) (T)

50 g	flüssige Butter
1	Ei
250–300 ml	Milch
1 TL	Kräutersalz
300 g	Möhren
100 g	Polenta
100 g	Dinkelvollkornmehl

1. Butter, Ei, Milch und Kräutersalz gut verquirlen.
2. Die Möhren fein raspeln und unter die Ei-Milch-Mischung geben. Polenta und Mehl unterrühren und den Teig etwa 15 Minuten quellen lassen.
3. Ein Waffeleisen vorheizen und aus dem Teig 6–8 Waffeln ausbacken.

Zeit zum Quellen: 15 Minuten

Dazu passt: Kräuterquarkdip (Rezept S. 194), Ketchup (Rezept S. 193) oder Champignongemüse.

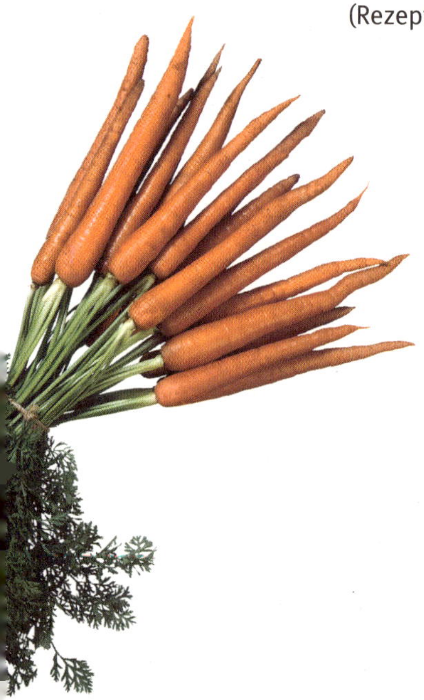

Tipp

Die Waffeln lassen sich am nächsten Tag – auch direkt aus dem Tiefkühlfach – perfekt im Toaster aufbacken.

Polentapizza aus der Pfanne

1 Tag (K)

200 g	Möhren
2 EL	Rapsöl
½ TL	Jodsalz
125 g	Polenta
40 g	Tomatenmark
1 EL	Olivenöl
	Jodsalz, Oregano
4	Tomaten
1	Mozzarella (125 g)
	Olivenöl zum Braten

1. Die Möhren fein raspeln und mit dem Öl, dem Jodsalz und ½ l Wasser in einem Topf mit geschlossenem Deckel zum Kochen bringen.
2. Die Polenta dazugeben und unterrühren. 10 Minuten köcheln lassen. Dabei regelmäßig umrühren, damit die Polenta nicht ansetzt.
3. Die Polentamasse auf einem Teller der Größe einer Pfanne (28 cm Ø) glattstreichen und abkühlen lassen.
4. Tomatenmark mit Olivenöl, Jodsalz und Oregano verrühren. Die Tomaten in dünne Scheiben schneiden, die Mozzarella grob raspeln.
5. Das Olivenöl in einer Pfanne leicht erhitzen, die Polentamasse vom Teller in die Pfanne stürzen, mit Tomatenmark bestreichen, mit den Tomaten belegen und mit der Mozzarella bestreuen.
6. Die Polentapizza zugedeckt 10–15 Minuten bei mittlerer Temperatur garen.

Dazu passt: Nudelsalat aus Italien (Rezept S. 178).

Polentaschnitten aus Italien

3 Tage (K)

200 ml	Milch
2 EL	Olivenöl
200 g	Polenta
100 g	Bergkäse, gerieben
	Kräutersalz, Thymian, Pfeffer
	Olivenöl für die Form

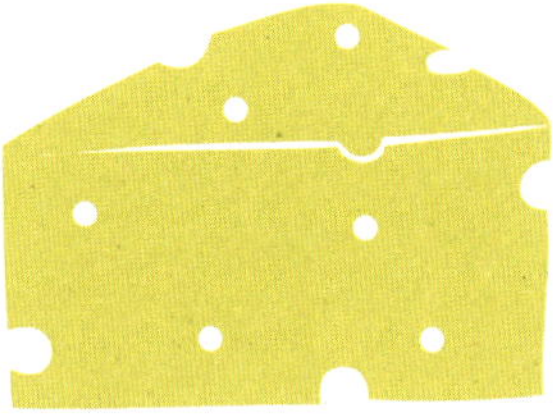

1. ½ l Wasser, Milch und Olivenöl zugedeckt aufkochen, die Polenta einrühren und 10 Minuten köcheln lassen. Dabei regelmäßig umrühren, damit die Polenta nicht ansetzt. Den Käse unterrühren, mit den Gewürzen abschmecken.
2. Den Backofen auf 180 °C vorheizen.
3. Die Masse in eine mit Olivenöl ausgepinselte eckige Auflauf- oder Backform 2–3 cm dick streichen und im vorgeheizten Ofen etwa 25 Minuten backen.
4. Anschließend die Polenta aus der Form herausnehmen und in Rechtecke schneiden.

Backzeit: 25 Minuten

Dazu passt: Ratatouille (Rezept S. 115) oder Bohnen mit Pesto (Rezept S. 111).

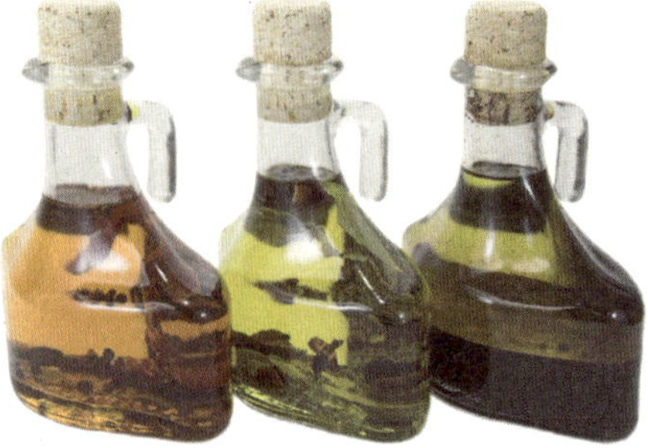

Käsebrot aus Georgien (Chatschapuri)

1 Tag (K) (T)

	Für den Teig:
160 g	Joghurt
2	Eier
330 g	Dinkelvollkornmehl
1 TL	Jodsalz
2 TL	Weinstein-Backpulver
30 ml	Rapsöl
30 ml	Olivenöl
	Für die Füllung:
100 g	Feta
100 g	Bergkäse
100 g	Spinat oder Feldsalat
5	getrocknete Tomaten

1. Die Zutaten für den Teig verrühren und etwa 3 Minuten glatt kneten. Den Teig 30 Minuten abgedeckt kalt stellen.
2. Feta und Bergkäse grob reiben, Spinat oder Salat klein schneiden, die Tomaten würfeln und alles miteinander mischen.
3. Den Backofen auf 230 °C vorheizen.
4. Den Teig in zwei Portionen teilen. Die Teigstücke auf einer bemehlten Unterlage zu je einem runden Fladen von 25 cm Ø ausrollen.
5. Jeweils die Hälfte der Käsemischung in die Mitte eines Fladens geben, sodass eine quadratische Fläche von 12 cm Kantenlänge bedeckt ist. Die vier Seiten des Fladens nach innen falten, sodass die Käsemischung bedeckt ist und ein quadratisches Päckchen entsteht.
6. Die Päckchen umdrehen und vorsichtig ganz leicht auswellen. Auf ein mit Backpapier ausgelegtes Backblech legen und 20 Minuten im vorgeheizten Ofen backen.

Kühlzeit: 30 Minuten – **Backzeit:** 20 Minuten

Dazu passt: bunter Salat.

Gemüse unter der Haube

1,5 kg	gemischtes Gemüse (z. B. Zucchini, Tomaten, Paprika, Aubergine, Zwiebel, Möhre, Bohnen, Spitzkohl, Pilze)
2 EL	Olivenöl
	Jodsalz, Pfeffer, Knoblauch
350 g	Vollkorn-Blätterteig (TK-Produkt, aufgetaut)

1. Den Backofen auf 200 °C vorheizen.
2. Das Gemüse in mundgerechte Stücke schneiden, Gemüse mit längerer Garzeit (z. B. Möhren) feiner schneiden als Gemüse mit kürzerer Garzeit (z. B. Zucchini).
3. Das Gemüse in eine Auflaufform oder einen Bräter geben und mit Olivenöl, Jodsalz, Pfeffer und fein geschnittenem Knoblauch mischen.
4. Das Gemüse im vorgeheizten Backofen etwa 25 Minuten garen.
5. Den Blätterteig auf die Größe der Auflaufform bzw. des Bräters ausrollen, mit der Teigplatte das Gemüse vollkommen abdecken und weitere 25 Minuten backen.

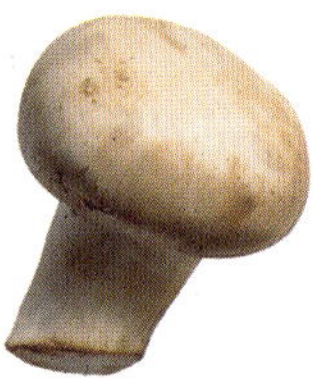

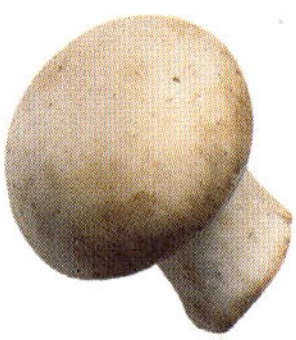

Backzeit: 50 Minuten

Dazu passen: Pellkartoffeln (800 g) oder gemischter Salat.

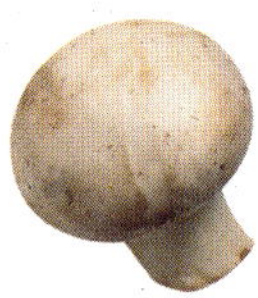

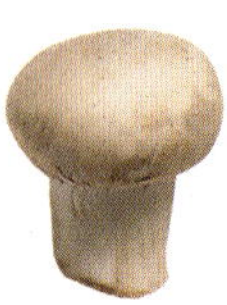

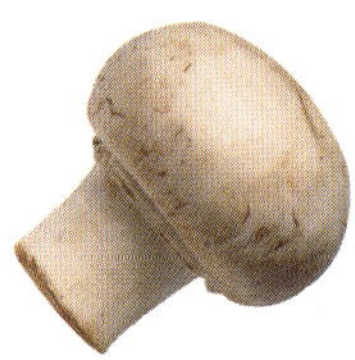

Gefüllte Kräuterpfannkuchen aus Italien

3	Eier
300 ml	Milch
200 g	Dinkelvollkornmehl
½ TL	Jodsalz
3 EL	gemischte italienische Kräuter (TK)
150 ml	kohlensäurehaltiges Mineralwasser
400 g	Tomaten
400 g	gelbe Paprikaschoten
1	Mozzarella (125 g)
	Butterschmalz oder Kokosfett

1. Die Eier mit der Milch verquirlen, Mehl, Jodsalz und Kräuter unterrühren. Kurz vor dem Backen das Mineralwasser untermischen.
2. Die Tomaten vierteln, die Samen herausnehmen und grob zerteilen. Das Tomaten-Fruchtfleisch und die Paprika sehr fein würfeln.
3. Die Mozzarella grob reiben und mit dem Gemüse vermischen. Den Backofen auf 180 °C vorheizen.
4. Wenig Fett in einer Pfanne erhitzen und aus dem Teig portionsweise 6–8 Pfannkuchen backen. Jeden Pfannkuchen mit der Gemüsemischung füllen, zusammenklappen und auf ein mit Backpapier ausgelegtes Backblech legen. Die gefüllten Pfannkuchen 10 Minuten im Ofen backen.

Backzeit: 10 Minuten

Dazu passt: rote Bohnencreme (Rezept S. 191) und Blattsalat.

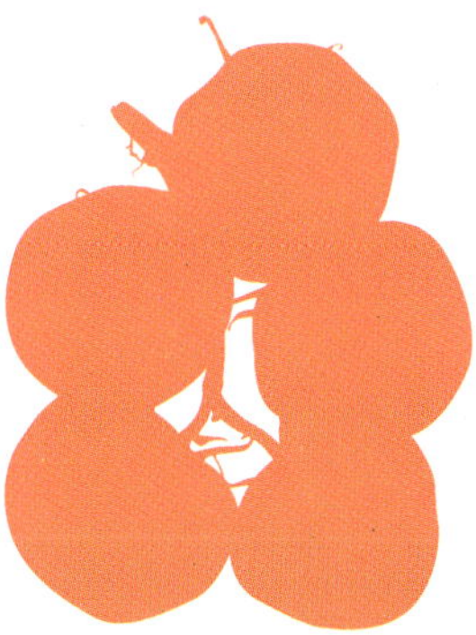

Getreidebraten

3 Tage (K)

900 ml	Gemüsebrühe (Rezept S. 109)
100 g	Hirse
100 g	geschroteter Grünkern
160 g	Kartoffeln
200 g	Räuchertofu oder Naturtofu
3 EL	Olivenöl
	Jodsalz, Pfeffer

1. Die Gemüsebrühe aufkochen, die Hirse einrühren und 10 Minuten garen. Den Grünkern unter Rühren einstreuen und weitere 10 Minuten unter gelegentlichem Rühren garen.
2. Die Kartoffeln schälen und sehr fein reiben. Den Tofu mit der Gabel zerdrücken und mit den Kartoffeln und dem Öl unter die Getreidemasse rühren.
3. Mit Jodsalz und Pfeffer kräftig abschmecken. Die Masse in eine gefettete Kastenform füllen.
4. Die Backofentemperatur auf 180 °C einstellen, den Braten in den noch kalten Ofen schieben und etwa 45 Minuten backen.
5. Den Braten herausnehmen und 10 Minuten ruhen lassen, damit er sich ein wenig setzt.

Backzeit: 45 Minuten – **Ruhezeit:** 10 Minuten

Dazu passt: Tomatensauce (Rezept S. 137) oder Ketchup (Rezept S. 193), Kräuterquarkdip (Rezept S. 194) oder Paprika-Frischkäse-Aufstrich (Rezept S. 106).

Tipp

Wenn etwas übrig bleibt: Am nächsten Tag den Braten aufschneiden und die Scheiben in der Pfanne braten.

Kartoffel-Wirsing-Kuchen

1 kg	Kartoffeln
2	Eier
2 EL	Dinkelvollkornmehl
	Jodsalz, Pfeffer
	Fett für die Form
800 g	Wirsing
1 EL	Olivenöl
1 TL	Currypulver, mild
60 ml	Sahne
150 g	Feta

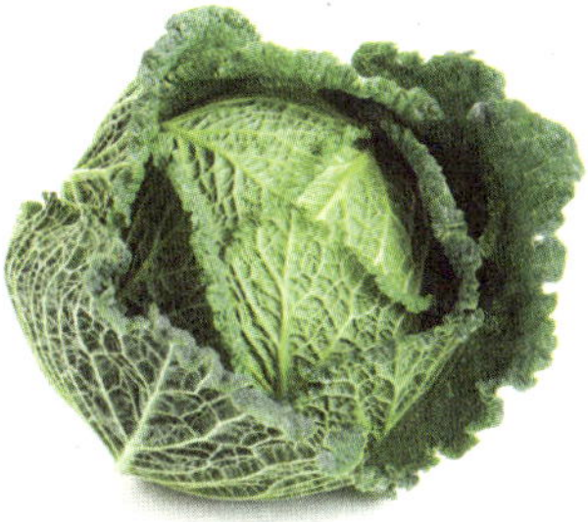

1. Die ungeschälten Kartoffeln 15–18 Minuten nicht ganz weich garen. Den Backofen auf 180 °C vorheizen.
2. Die Kartoffeln pellen und grob raspeln. Eier und Mehl unterrühren. Mit Jodsalz und Pfeffer würzen.
3. Eine Spring- oder Quicheform (26 cm Ø) fetten und die Kartoffelmasse darin gleichmäßig verteilen. Im vorgeheizten Ofen 25 Minuten backen.
4. Den Wirsing in dünne Streifen schneiden. Das Öl mit 1 Esslöffel Wasser und Curry erhitzen, den Wirsing darin andünsten, die Sahne angießen und das Gemüse etwa 10 Minuten bissfest garen.
5. Den Feta grob raspeln und mit dem Wirsing vermischen.
6. Den Wirsing auf den Kartoffelteig geben und den Kuchen weitere 20 Minuten backen.

Backzeit: 45 Minuten

Dazu passt: gemischter Salat und eine schnelle Tomatensauce.

Tomatensauce: 100 g Tomatenmark mit 100–150 ml Wasser und 50 ml Sahne 5 Minuten köcheln lassen, mit Zucker, Jodsalz, Pfeffer und Basilikum fein abschmecken.

Weißkohlkuchen aus der Türkei

1 Tag (K)

300 g	Yufka-Teig (2 große Blätter)
2 EL	Olivenöl
800 g	Weißkohl
	Kräutersalz, Paprikapulver edelsüß, Knoblauch
1 Glas	stückige Tomaten (400 g)
2	Eier
100 g	türkischer Joghurt oder saure Sahne
100 g	türkischer Weißkäse oder Feta

1. 1 Teigblatt mit Olivenöl bestreichen, das andere Teigblatt darauf legen und ebenfalls einölen. So zuschneiden, dass der Teig so viel größer als eine Quicheform (26 cm Ø) ist, dass an den Seiten 10 cm über den Rand hängen. Die Quicheform damit auslegen.
2. Weißkohl fein schneiden, 8–10 Minuten bissfest dünsten bzw. dämpfen, mit den Gewürzen kräftig abschmecken.
3. Tomaten abtropfen lassen. Eier mit Joghurt verquirlen.
4. Den Weißkäse reiben und die Hälfte davon auf dem Teig verteilen. Den Weißkohl mit den Tomaten und der Ei-Joghurt-Mischung ebenfalls auf dem Teig verteilen.
5. Alles mit dem restlichen Käse bestreuen und die überhängenden Teigränder darüberklappen.
6. Die Backofentemperatur auf 180 °C einstellen, den Kuchen in den noch kalten Ofen schieben und 30 Minuten backen.

Backzeit: 30 Minuten

Dazu passt:

Möhrensalat: 600 g Möhren grob raspeln, mit 2 Esslöffeln Olivenöl, 1 Esslöffel Rapsöl, 2–3 Esslöffeln Zitronensaft, Zimt, Jodsalz, Pfeffer und 30 g ungeschwefelten Rosinen mischen.

Gemüseschnecken

1 Tag K

	Für den Teig:
300 g	Dinkelvollkornmehl
3 TL	Weinstein-Backpulver
½ TL	Jodsalz
125 g	Magerquark
100 ml	Milch
100 ml	Olivenöl
	Für die Füllung:
1	Zwiebel
300 g	Zucchini
1 Glas	Kichererbsen (215 g Abtropfgewicht)
120 g	Tomatenmark
1 EL	Honig
½ TL	Oregano
	Kräutersalz

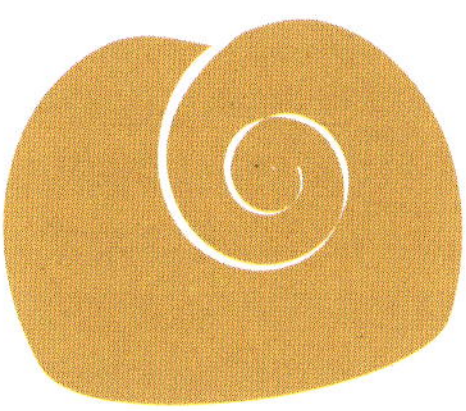

1. Für den Teig Mehl, Backpulver und Jodsalz mischen. Quark, Milch und Öl dazugeben und alles zu einem glatten Teig verkneten. 10 Minuten in den Kühlschrank stellen. Den Backofen auf 200 °C vorheizen.
2. Für die Füllung die Zwiebel sehr fein würfeln, Zucchini fein raspeln, die Kichererbsen abtropfen lassen und mit der Gabel zerdrücken, das Gemüse mit den restlichen Zutaten mischen und kräftig abschmecken.
3. Den Teig auf Backblechgröße ausrollen, zwei Drittel der Fläche mit der Gemüsemischung bestreichen. Den Teig, beginnend mit der Seite, die mit Gemüsemischung bestrichen ist, zusammenrollen und aus der Rolle 20–25 dünne Scheiben schneiden.
4. Die Schnecken nebeneinander auf ein mit Backpapier ausgelegtes Backblech verteilen. 20–25 Minuten backen.

Backzeit: 20–25 Minuten

Kartoffel-Kohlrabi-Auflauf

1 Tag (K)

500 g	Kartoffeln
500 g	Kohlrabi
100 ml	Gemüsebrühe (Rezept S. 109)
200 ml	Milch
1–2 EL	Vollkornmehl
	Jodsalz, Muskat, Zitronensaft
20 g	Butter
100 g	geriebener Bergkäse
1–2 EL	Paniermehl

1. Die Kartoffeln und den Kohlrabi schälen, in Scheiben schneiden und etwa 8 Minuten bissfest dämpfen bzw. dünsten.
2. Die Brühe mit der Milch aufkochen, das Vollkornmehl unter Rühren einstreuen und 2–3 Minuten köcheln lassen. Mit den Gewürzen kräftig abschmecken und die Butter unterschlagen.
3. Das Gemüse in eine Auflaufform einschichten, die Sauce darüber gießen, Bergkäse mit Paniermehl locker vermischen und auf den Auflauf streuen.
4. Die Backofentemperatur auf 180 °C einstellen, den Auflauf in den noch kalten Ofen schieben und 30 Minuten backen.

Backzeit: 30 Minuten

Dazu passt: bunter Salat.

Kartoffel-Apfel-Gratin aus Frankreich

1 Tag (K)

1 kg	Kartoffeln
500 g	Äpfel
1	Zwiebel
	Jodsalz, Pfeffer
150 ml	Sahne
20 g	Butter
2 EL	Paniermehl

1. Die ungeschälten Kartoffeln 15–18 Minuten nicht ganz weich garen, pellen und in feine Scheiben hobeln.
2. Die Äpfel und die Zwiebel ebenfalls fein hobeln.
3. Kartoffeln, Äpfeln und Zwiebel dachziegelartig in eine Auflaufform schichten, immer wieder salzen und pfeffern, die Sahne angießen.
4. Die Butter in Flöckchen über das Gratin geben, Paniermehl darüberstreuen.
5. Die Backofentemperatur auf 200 °C einstellen, das Gratin in den noch kalten Ofen schieben und etwa 45 Minuten backen.

Backzeit: 45 Minuten

Dazu passt: Feldsalat mit Walnüssen.

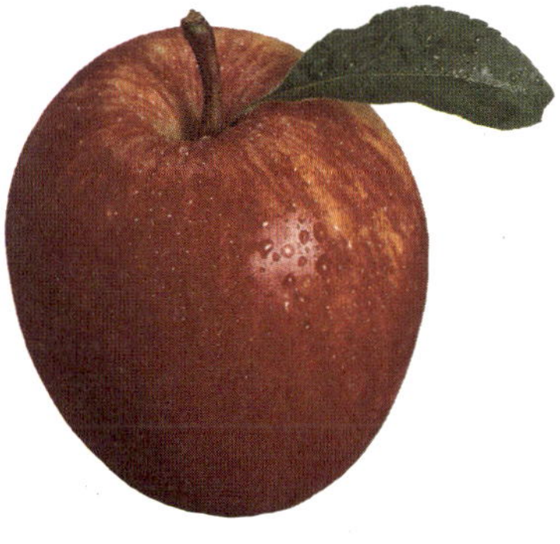

Hirseauflauf mit Pilzen

1 Tag (K)

250 g	Hirse
600 ml	Gemüsebrühe (Rezept S. 109)
1 Bd.	Frühlingszwiebeln
250 g	Möhren
1 EL	Rapsöl
250 g	Champignons
100 ml	Sahne
1 EL	Vollkornmehl
	Jodsalz, glatte Petersilie
30 g	Cashewkerne
1 EL	Olivenöl
1 TL	Paprikapulver edelsüß

1. Die Hirse in einem Sieb heiß waschen. 400 ml Gemüsebrühe in einem Topf aufkochen, Hirse einstreuen und 10–15 Minuten garen.
2. Frühlingszwiebeln und Möhren fein schneiden.
3. Öl mit 1 Esslöffel Wasser erhitzen, Gemüse darin 5 Minuten dünsten. Champignons in dünne Scheiben schneiden.
4. Sahne und 200 ml Gemüsebrühe aufkochen, unter Rühren das Mehl einstreuen und die Sauce 2–3 Minuten köcheln lassen, mit Jodsalz und Petersilie abschmecken.
5. Gemüse, Hirse, Champignons und die Sauce miteinander mischen und in eine Auflaufform geben.
6. Die Cashewkerne grob hacken, mit Öl und Paprika verrühren und den Auflauf damit bestreuen.
7. Backofentemperatur auf 180 °C einstellen, den Auflauf in den noch kalten Ofen schieben und 20 Minuten backen.

Backzeit: 20 Minuten

Dazu passt: Kräuterquarkdip (Rezept S. 194) und Gemüsesticks.

Gemüselasagne

1 Tag (K)

400 g	Möhren
400 g	Lauch
2 EL	Olivenöl
200 g	TK-Blattspinat oder
500 g	frischer Spinat
1 Glas	stückige Tomaten (400 g)
2 EL	Dinkelvollkornmehl
400 ml	Gemüsebrühe (Rezept S. 109)
	Jodsalz, Oregano, Knoblauch
1	Mozzarella (125 g)
50 g	Bergkäse
10–12	Vollkorn-Lasagneblätter
	Olivenöl für die Form

1. Die Möhren in feine Scheiben, den Lauch in feine Ringe schneiden.
2. Olivenöl mit 2 Esslöffeln Wasser erhitzen, das Gemüse darin andünsten, Spinat und Tomaten hinzufügen.
3. Das Mehl in der Gemüsebrühe glatt rühren und zu dem Gemüse geben. 5–7 Minuten garen und mit den Gewürzen kräftig abschmecken.
4. Mozzarella und Bergkäse reiben.
5. Eine Auflaufform fetten, zuerst mit einer Schicht Lasagneblättern auslegen, dann ein Drittel des Gemüses darauf verteilen und ein Drittel des geriebenen Käses darüberstreuen. So weiter verfahren, mit Käse abschließen.
6. Die Backofentemperatur auf 200 °C einstellen, die Lasagne in den noch kalten Ofen schieben und 30–40 Minuten backen.

Backzeit: 30–40 Minuten

Dazu passt: gemischter Salat.

Linsenbolognese

2 EL	Tomatenmark
1	Zwiebel
125 g	rote Linsen
300 ml	Gemüsebrühe
1 Pck.	Tomatenpassata (400 ml)
3 EL	Olivenöl
	Jodsalz, Honig, Paprikapulver edelsüß, Pesto

1 Tag (K) (T)

1. Das Tomatenmark anschwitzen. Die Zwiebel würfeln, mit den Linsen dazugeben und mit der Gemüsebrühe ablöschen. 5–10 Minuten zugedeckt köcheln lassen, dann die Tomatenpassata angießen und weitere 5 Minuten garen.
2. Das Olivenöl unterrühren und mit den Gewürzen kräftig abschmecken.

Dazu passt: Spaghetti (400 g) oder Reis (200 g).

Tipp

Die Linsenbolognese lässt sich auch gut für Lasagne verwenden – die Menge passt genau für ein Rezept Lasagne.

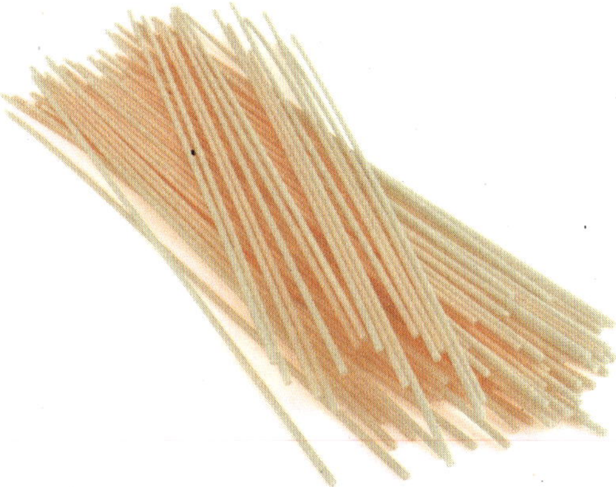

Nudeln mit Champignonsauce

400 g	Vollkornnudeln
1 kg	braune Champignons
	Kräutersalz
1 EL	Olivenöl
1	Zwiebel
1 EL	Dinkelvollkornmehl
250 ml	Gemüsebrühe (Rezept S. 109)
80 ml	Sahne
½ Bd.	glatte Petersilie
	Jodsalz, Pfeffer

1. Die Nudeln nach Packungsanweisung bissfest garen.
2. Die Champignons mit Küchenpapier säubern und in sehr feine Scheiben schneiden. Die Champignons ohne Fett in einer Pfanne braten, nach einigen Minuten tritt Flüssigkeit aus. Die Champignons so lange weiter erhitzen, bis die Flüssigkeit komplett verdampft ist. Mit Kräutersalz abschmecken.
3. Die Zwiebel fein würfeln, 1 Esslöffel Öl mit 1 Esslöffel Wasser erhitzen und die Zwiebel darin andünsten.
4. Mit Vollkornmehl bestreuen und mit der Gemüsebrühe ablöschen. Die Sahne angießen und 5–10 Minuten köcheln lassen.
5. Die Petersilie fein schneiden, zur Sauce geben und mit Jodsalz und Pfeffer abschmecken. Die Nudeln abgießen, mit der Sahnesauce mischen und die Champignons darübergeben.

Nudeln mit Paprika-Tomaten-Sauce

1 Tag (K)

400 g	Vollkornnudeln
1	große Gemüsezwiebel
300 g	rote Paprikaschoten
2 EL	Olivenöl
1 EL	Dinkelvollkornmehl
250 ml	Gemüsebrühe (Rezept S. 109)
50 g	Tomatenmark
	Honig, Jodsalz, Paprikapulver, edelsüß
300 g	Kirschtomaten

1. Die Nudeln nach Packungsanweisung bissfest garen.
2. Zwiebel und Paprika würfeln. Das Öl mit 2 Esslöffel Wasser erhitzen, das Gemüse darin andünsten, mit dem Vollkornmehl bestäuben und mit Gemüsebrühe ablöschen.
3. Das Tomatenmark unterrühren und die Sauce etwa 8 Minuten köcheln lassen, anschließend pürieren. Mit den Gewürzen fruchtig abschmecken.
4. Die Tomaten vierteln, in die Sauce einrühren und 5 Minuten ziehen lassen.
5. Die Nudeln abgießen und mit der Sauce mischen.

Variation

Das Nudelgericht mit gehacktem Basilikum bestreuen und frisch geriebenen Parmesan dazu anbieten.

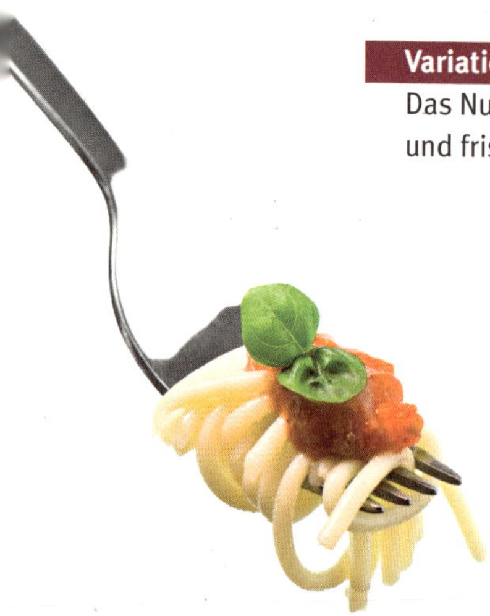

Spinattortellini mit Walnüssen

80 g	Walnüsse
1 EL	Olivenöl
80 ml	Sahne
200 ml	Milch
2	Knoblauchzehen
	Jodsalz, Pfeffer
500 g	Spinattortellini (aus dem Kühlregal)

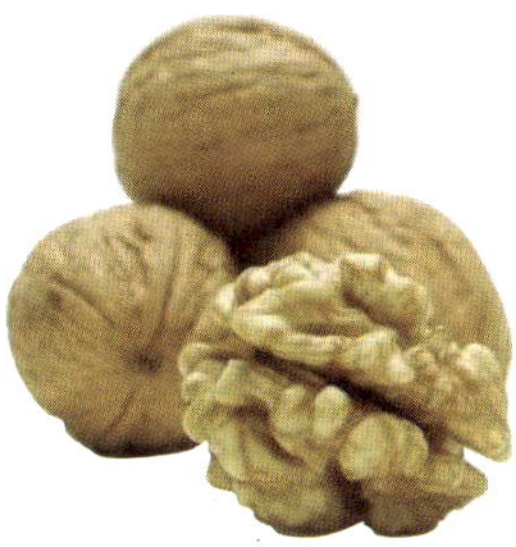

1. Die Walnüsse grob hacken, das Öl mit 1 Esslöffel Wasser erhitzen, die Walnüsse kurz darin andünsten und mit der Sahne und der Milch ablöschen. Etwa 10 Minuten köcheln lassen.
2. Den Knoblauch in Scheiben schneiden, dazugeben und mit Jodsalz und Pfeffer abschmecken.
3. Die Tortellini nach Packungsanweisung garen, abgießen und mit der Walnusssauce mischen.

Dazu passt: Möhrensalat.

Tipp

Achten Sie darauf, dass die Walnüsse frisch sind, da ältere Nüsse bitter schmecken.

Zucchini-Möhren-Spaghettini

1 Tag (K)

400 g	Zucchini
400 g	Möhren
200 ml	Gemüsebrühe (Rezept S. 109)
400 g	dünne Spaghettini
50 ml	Sahne
50 ml	Milch
1 EL	Olivenöl
	Jodsalz, Pfeffer
	Parmesan, frisch gerieben
½ Bd.	Petersilie, fein gehackt

1. Die Spaghettini nach Packungsanweisung bissfest garen.
2. Zucchini und Möhren zu breiten Spaghetti schneiden. Das geht ganz einfach mit einem Sparschäler, indem Sie das Gemüse der Länge nach „schälen“. Bei großen Zucchini von außen nach innen schälen und das Innere mit den Zucchinisamen stehen lassen.
3. Die Gemüsebrühe aufkochen und das Gemüse etwa 3 Minuten darin dünsten.
4. Die Zucchinisamen mit der Sahne pürieren. Die Spaghettini und das Gemüse abgießen. In einer Schüssel mit der Zucchinisahne kurz mischen und mit Olivenöl und den Gewürzen abschmecken.
5. Mit Parmesan und Petersilie bestreuen.

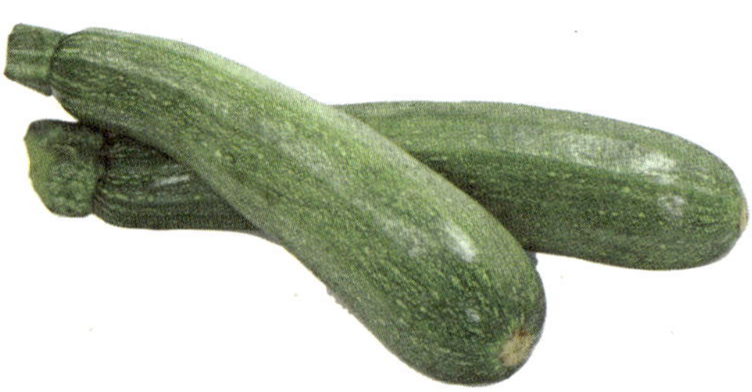

Kräuter-Käse-Reis

2 Tage

K

T

250 g	Vollkornreis
50 g	Bergkäse
1 Bd.	glatte Petersilie
2	Knoblauchzehen
2 EL	Olivenöl
	Jodsalz

1. Den Vollkornreis nach Packungsanweisung garen. Den Käse fein reiben.
2. Die Petersilienblättchen abzupfen, Petersilie und Knoblauch fein schneiden.
3. Alles zusammen mit dem Olivenöl unter den Reis geben. Mit Jodsalz abschmecken.

Dazu passt: Ratatouille (Rezept S. 115) oder ein anderes Gemüsegericht.

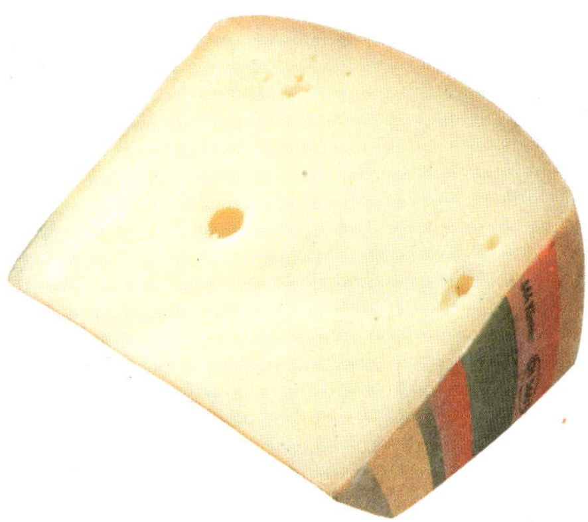

Currygemüse mit Reis

1 Tag (K) (T)

300 g	Vollkornreis
500 g	Kohlrabi
2	rote Paprikaschoten
200 g	Staudensellerie
1 EL	Rapsöl
2 TL	Currypulver, mild
150 ml	Gemüsebrühe (Rezept S. 109)
200 ml	Kokosmilch
	Sojasauce, Zitronensaft
2 EL	Kokoschips

1. Den Reis nach Packungsanweisung garen. Das Gemüse in sehr dünne, 3–4 cm lange Stifte schneiden.
2. Das Rapsöl mit 1 Esslöffel Wasser und dem Curry erhitzen, das Gemüse kurz darin andünsten und mit der Gemüsebrühe und der Kokosmilch ablöschen. Etwa 3 Minuten sehr knackig garen. Mit den Gewürzen abschmecken.
3. Die Kokoschips in einer Pfanne trocken rösten und über das Gemüse streuen. Den Reis zusammen mit dem Gemüse servieren.

Variation

Sie können das Gemüse gut variieren. Probieren Sie die Kombination Möhre, Sellerie und Weißkohl oder Mangoldstiele, Bohnen und gelbe Paprika.

Zwischenmahlzeiten und Desserts

Ideen für die Frühstücksdose, Quark- und Joghurtspeisen, Kuchen und Kekse, pikantes Gebäck

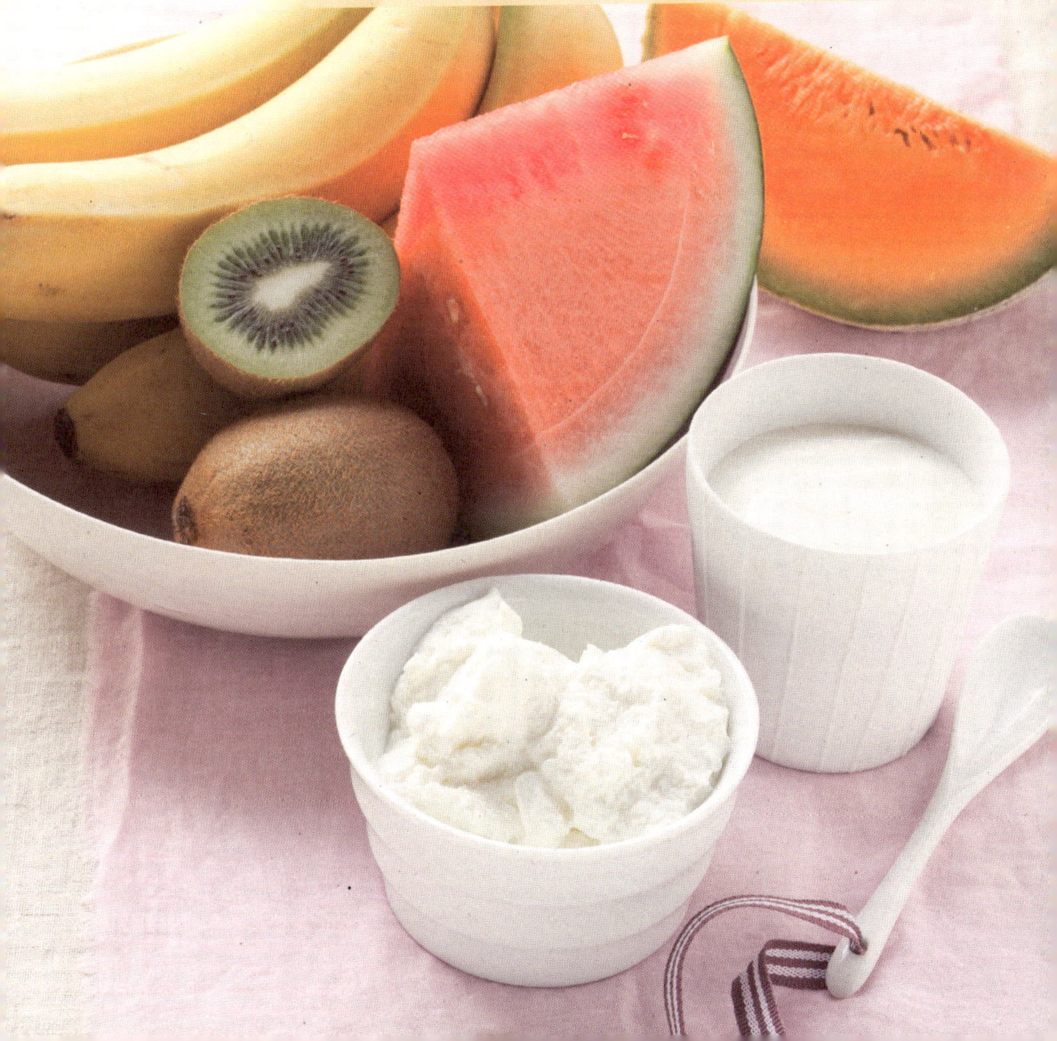

Pausenfrühstück im Baukastensystem

- Schwarzbrot mit Frischkäse und Kresse, Möhrensticks
- Schwarzbrot mit mittelaltem Gouda, Apfel
- Dinkelvollkornbrötchen mit Frischkäse und Senf, Paprika und Gurke
- Vollkorntoast mit Frischkäse, Tomatenmark und Basilikumblättern, Kirschtomaten
- Sesamcracker, Würfel aus Bergkäse, Trauben
- Reiswaffeln mit Tomaten-Mozzarella-Spießen
- Kürbiskernbrot mit Brie, Birne
- Vollkorn-Knäckebrot mit Zwiebel-Hafer-Aufstrich, Radieschen

Tipps

Für das Pausenfrühstück am Vormittag – bestehend aus (Vollkorn-)Brot, Aufstrich und Gemüse oder Obst – benötigen Sie keine Rezepte. Wenn Ihre Kinder mehr Abwechslung möchten, probieren Sie doch einmal meine Vorschläge aus.

Beim Brot können Sie ab und zu etwas Besonderes anbieten, beispielsweise selbst gebackene Brötchen, Kuchen oder Rosinenbrot (Rezepte S. 100 f., 166 ff. und 97).

Gibt's morgens Brot zum Frühstück, eignet sich für den Vormittag auch ein anderer Snack (siehe Variationsideen). Das Brot in Papier verpacken und einen lieben Gruß darauf schreiben oder ein Herzchen malen!

Variationsideen für die Frühstücksdose

- Cracker, Käsewürfel, Gemüse
- Spieße mit kleinen Brotstücken, Gemüse und Obst
- Paprikamuffins (Rezept S. 197)
- Smoothie (z. B. Trink- oder Zwiebackmüsli, Rezepte S. 95)

Mangogrütze

2 Tage (K)

1–2	reife Mango(s) (500–600 g Fruchtfleisch)
3 EL	Zitronensaft
750 ml	Apfel-Mango-Saft
40 g	Stärke (oder 1 Pck. Vanillepuddingpulver)
1–2 EL	Zucker
150 g	Himbeeren

1. Das Mangofruchtfleisch in Spalten vom Stein schneiden, fein würfeln und mit Zitronensaft beträufeln.
2. 650 ml Apfel-Mango-Saft zum Kochen bringen, restlichen Saft mit der Stärke oder dem Puddingpulver und dem Zucker anrühren, einrühren, aufkochen und vom Herd nehmen.
3. Mangowürfel und Himbeeren vorsichtig unterrühren und die Grütze mindestens 2 Stunden kalt stellen.

Kühlzeit: mindestens 2 Stunden

Dazu passt: Vanillequark – dafür 250 g Magerquark mit 1 Päckchen Vanillezucker und 100 ml kohlensäurehaltigem Mineralwasser pürieren.

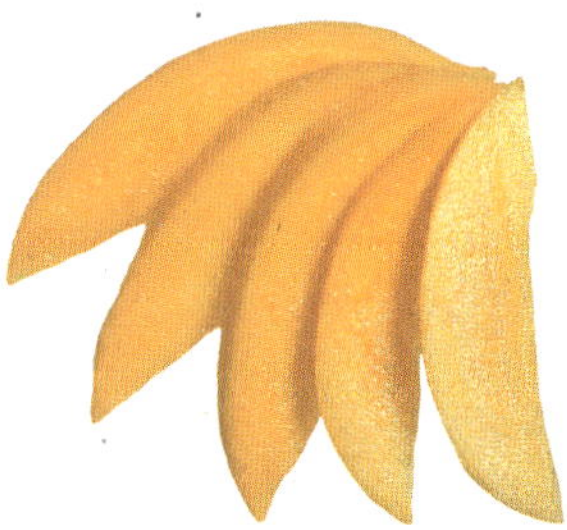

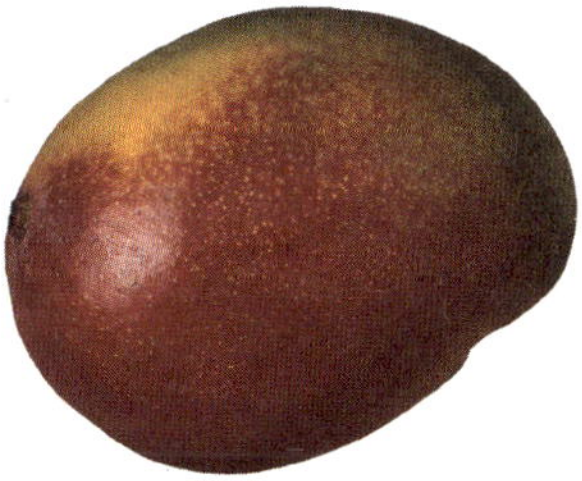

Apfel-Joghurt-Schichtspeise

1 Tag (K)

800 g	Äpfel
20 g	Butter
1 TL	Zimtpulver
3 EL	Zitronensaft
4–6 Scheiben	Vollkornzwieback
200 g	Joghurt
1 EL	flüssiger Honig
2 EL	gehackte Mandeln

1. Die Äpfel in kleine mundgerechte Stücke schneiden, mit Butterflöckchen, Zimt und Zitronensaft in einer Auflaufform mischen.
2. Die Backofentemperatur auf 180 °C einstellen, die Auflaufform in den kalten Backofen schieben und die Äpfel 20–25 Minuten backen.
3. Anschließend die Hälfte der Äpfel pürieren, die Apfelstücke unter das Püree ziehen.
4. In eine große Schüssel oder in vier Schälchen die Hälfte des Apfelmuses verteilen, den Vollkornzwieback grob zerbrechen und auf das Apfelmus geben, den Rest des Apfelmuses darüber verteilen.
5. Den Joghurt mit Honig verrühren und darübergeben. Das Ganze mit den gehackten Mandeln bestreuen und eventuell 1 Stunde im Kühlschrank durchziehen lassen.

Kühlzeit: evtl. 1 Stunde

Tipp

Noch schneller geht es mit fertigem, ungesüßtem Apfelmus.

Schoko-Nuss-Joghurt mit Birnen

1 Tag (K)

150 g	saure Sahne
250 g	Joghurt
50 g	gemahlene Haselnüsse
2–3 EL	ungesüßtes Kakaopulver
2 EL	Honig
3	Birnen
	Zitronensaft

1. Die saure Sahne mit Joghurt, Haselnüssen, Kakao und Honig glattrühren.
2. Die Birnen in kleine Würfel schneiden, mit etwas Zitronensaft beträufeln und zu dem Schoko-Nuss-Joghurt reichen.

Avocadoquark mit Beeren

1	Avocado
1	Banane
2 EL	Zitronensaft
300 g	Magerquark
100 ml	Sprudelwasser
	Vanille, Honig
300 g	Himbeeren oder gemischte Beeren

1. Avocado, Banane und Zitronensaft pürieren. Quark mit Mineralwasser pürieren, mit den Gewürzen abschmecken.
2. Die Avocadomasse mit einer Gabel spiralig unter die Quarkmasse ziehen.
3. Die Beeren auf dem Quark verteilen.

Tipp

Pürieren Sie ein paar Blätter Zitronenmelisse zusammen mit der Avocado!

Dickmilch mit Kirschen auf norddeutsche Art

3 Sch.	Pumpernickel (120–140 g)
1 Glas	Sauerkirschen (360 g Abtropfgewicht)
500 g	Dickmilch
20 g	Zartbitterschokolade

1. Den Pumpernickel zerbröseln und in eine Schüssel geben oder auf vier Schälchen verteilen.
2. Die Kirschen abgießen, 40 ml Kirschsaft und die Kirschen mit dem Brot mischen.
3. Die Dickmilch auf die Brot-Kirsch-Mischung geben und glatt streichen, die Schokolade fein raspeln und darüberstreuen.

Tipp

Besonders gut schmeckt es, wenn das Ganze etwa 1 Stunde im Kühlschrank durchzieht.

Orangen-Dattel-Creme

3 Tage (K)

2	Saftorangen (für ca. 150 ml Saft)
100 g	Datteln, ohne Stein
20 g	Cashewkerne
120 g	Dinkelvollkorngrieß
240 ml	Dinkel- oder Reisdrink
2	Orangen

1. Die Orangen auspressen. Die Datteln klein schneiden und mindestens 1 Stunde im Orangensaft einweichen. Anschließend mit den Cashewkernen fein pürieren.
2. Den Grieß mit dem Dinkeldrink verrühren und 2–3 Minuten unter Rühren köcheln, die Dattelmasse unterziehen und mindestens 2 Stunden kalt stellen.
3. Die Orangen filetieren und die Creme damit dekorieren.

Einweichzeit: mindestens 1 Stunde
Kühlzeit: mindestens 2 Stunden

Beeren-Mandel-Quark

1 Tag (K)

250 g	Beeren
2 EL	Honig
250 g	Magerquark
50 g	gemahlene Mandeln
80 ml	Sahne
	Zitronensaft

1. Die Beeren mit dem Honig pürieren. Wenn das Fruchtpüree zu „kernig“ ist, durch ein Sieb streichen.
2. Den Quark mit den Mandeln verrühren, die Sahne steif schlagen und unterziehen. Mit Zitronensaft abschmecken.
3. Den Quark und die Beerenmasse abwechselnd in eine Schüssel oder vier Schälchen schichten.

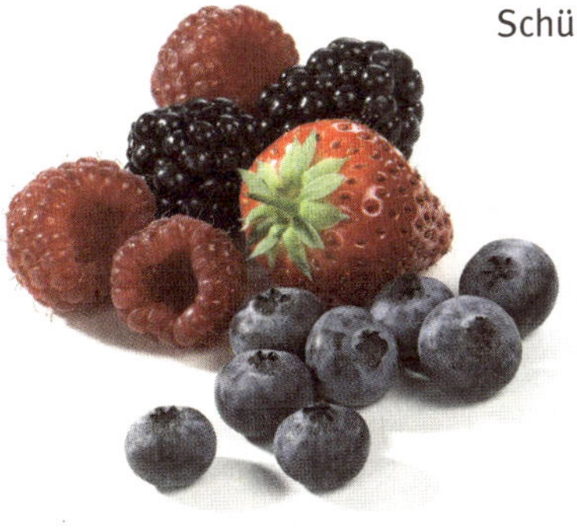

Möhrendickmilch

500 ml	Dickmilch	2 Tage (K)
250 ml	Orangensaft	
250 ml	Möhrensaft	

1. Alle Zutaten pürieren und anschließend auf vier Gläser verteilen.

Kokosmilchreis

250 g	Vollkorn-Rundkornreis oder Vollkorn-Risottoreis	3 Tage (K)
½	Vanilleschote	
1 l	Kokosmilch	
1–2 EL	feine Haferflocken	

1. Den Reis mit 400 ml Wasser aufsetzen und etwa 15 Minuten köcheln lassen, bis das Wasser aufgenommen ist.
2. Die Vanilleschote aufschlitzen und mit der Kokosmilch zum Reis geben. Weiter 30 Minuten garen und immer wieder umrühren. Vom Reis nicht aufgenommene Kokosmilch mit den Haferflocken binden und den Reis mindestens 10 Minuten ausquellen lassen.

Dazu passt: Apfelmus oder Pflaumenkompott, Obstsalat oder einfach Zimt und Zucker.

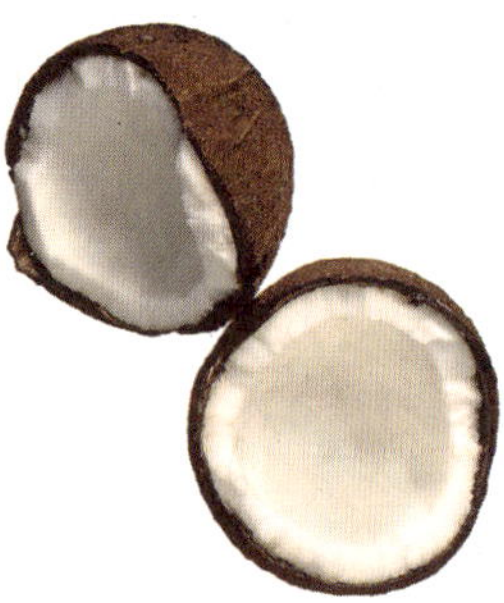

Variation

Geben Sie 50 g Cranberries oder Rosinen 10 Minuten vor Ende der Ausquellzeit zum Reis.

Schokoladenpudding

3 Tage (K)

500 ml	Milch
50 g	Dinkelvollkornmehl
40 g	Zucker
3 EL	ungesüßtes Kakaopulver
100 ml	Sahne

1. Die Milch mit Mehl, Zucker und Kakao unter Rühren zum Kochen bringen und 2–3 Minuten unter Rühren köcheln lassen.
2. Den Pudding in eine Schüssel umfüllen, auf die Oberfläche Klarsichtfolie legen, damit sich keine Haut bildet, und abkühlen lassen.
3. Die Sahne steif schlagen und entweder den Pudding damit dekorieren oder in vier Portionsschälchen abwechselnd mit dem Pudding schichten.

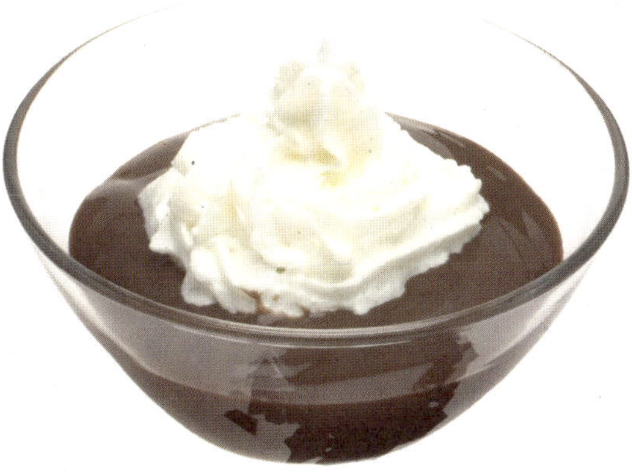

Vanille-Quark-Pudding

3 Tage (K)

500 ml	Milch
40 g	Speisestärke oder
1 Pck.	Vanillepuddingpulver
1–2 Pck.	Vanillezucker
4 EL	Zucker
500 g	Magerquark

1. 450 ml Milch in einem Topf aufkochen. Stärke oder Puddingpulver, Vanillezucker, Zucker und 50 ml Milch in einem Schälchen anrühren und in die heiße Milch geben. Einmal aufkochen lassen, von der Herdplatte nehmen.
2. Den Magerquark mit dem Schneebesen unter den heißen Pudding rühren und mindestens 2 Stunden kalt stellen.

Kühlzeit: mindestens 2 Stunden

Dazu passt: Obst der Saison.

Tipp

Bei Verwendung von Vanillepuddingpulver nur 1 Päckchen Vanillezucker verwenden.

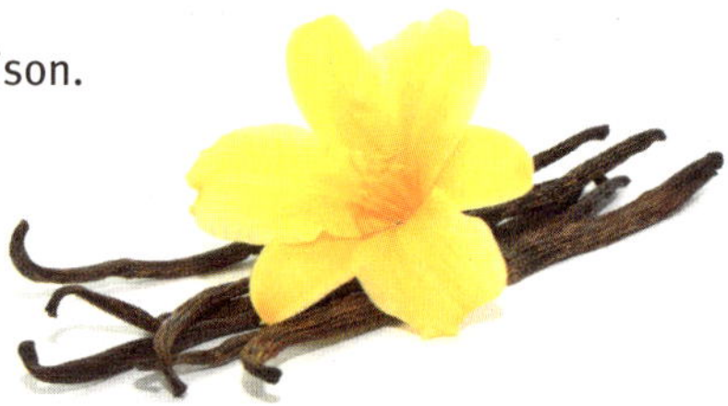

Bananen-Pancakes aus Amerika

Für 8 Pancakes

1	große Banane
100 g	Dinkelvollkornmehl
40 g	feine Haferflocken
1 TL	Weinstein-Backpulver
100 ml	Milch
100 ml	Sprudelwasser
	Kokosöl zum Braten

1. Die Banane in Scheiben schneiden. Die restlichen Zutaten miteinander verrühren und die Bananenscheiben unterziehen.
2. Wenig Kokosöl erhitzen und für einen Pancake jeweils 1 Esslöffel Teig in die Pfanne geben. Etwas flach drücken und, sobald sich Blasen bilden, den Pancake umdrehen und auf der anderen Seite zu Ende backen. Auf diese Weise acht Pancakes backen.

Dazu passt: pro Portion ein Bällchen Vanilleeis oder etwas Ahorn- oder Zuckerrübensirup zum Beträufeln.

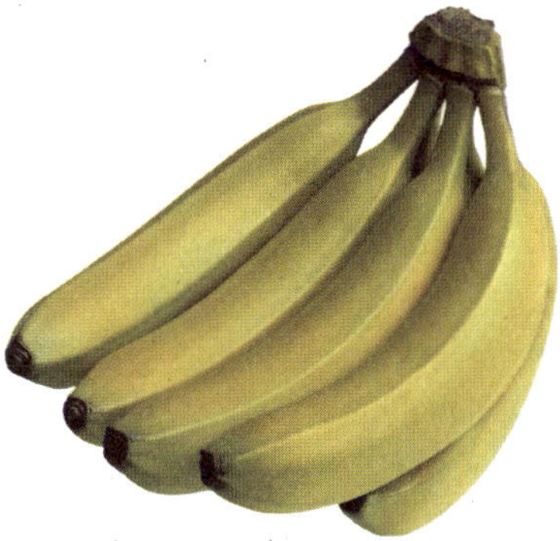

Früchte-Eis-Shake

500 g	Erd- oder Himbeeren
600 ml	Haferdrink oder Milch
200 ml	Joghurt
4 Kugeln	Vanilleeis
	Zitronensaft
	Minze zum Dekorieren

1. Alle Zutaten pürieren, mit dem Zitronensaft abschmecken.
2. Den Drink auf vier Gläser verteilen, mit Minzeblättchen dekorieren und sofort servieren.

Tipp

Probieren Sie den Shake auch mit Bananen-, Zitronen- oder Schokoladeneis.

Kokosstangen

50 g	Butter
60 g	Zucker
1	Ei
150 g	Dinkelvollkornmehl und Mehl zum Ausrollen
125 g	Kokosraspeln
1 Pr.	Jodsalz

1–2 Wochen (V)

Für ca. 35 Kekse

1. Den Backofen auf 180 °C vorheizen.
2. Alle Zutaten zu einem glatten Teig verkneten und auf einer bemehlten Arbeitsfläche 8–10 mm dick ausrollen. In 8 cm lange und 1,5 cm breite Streifen schneiden.
3. Die Teigstreifen auf ein mit Backpapier ausgelegtes Backblech legen und im vorgeheizten Ofen 10–15 Minuten goldbraun backen. Auf einem Kuchengitter abkühlen lassen.

1 Zwischenmahlzeit entspricht 2–4 Keksen pro Portion.

Backzeit: 10–15 Minuten

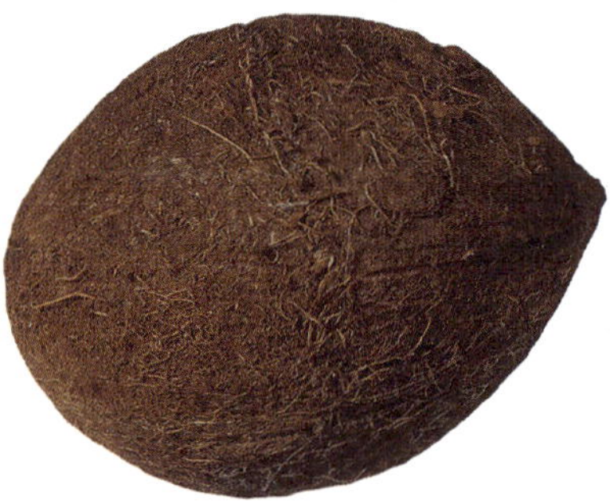

Früchtekekse aus Florenz

6 Wochen (V)

Für ca. 30 Kekse

170 g	getrocknete Aprikosen
170 g	Datteln ohne Stein
100 g	Haselnüsse
1 EL	Zucker
1 EL	Vollkornmehl
1	Ei
	evtl. etwas Orangenschale

1. Den Backofen auf 180 °C vorheizen. Aprikosen und Datteln fein schneiden. Haselnüsse grob hacken.
2. Alle Zutaten miteinander vermengen und die Masse auf ein mit einem Backpapier ausgelegtes Blech geben (ergibt ein halbes Blech). Mit einer Teigkarte gleichmäßig flach drücken.
3. Die Masse 25–30 Minuten backen und anschließend sofort in kleine Quadrate schneiden. Auf einem Kuchengitter abkühlen lassen.

1 Zwischenmahlzeit entspricht 3–4 Keksen pro Portion.

Backzeit: 25–30 Minuten

Variation

Besonders fein schmecken die Kekse, wenn sie auf der Unterseite dünn mit Zartbitter-Schokolade bestrichen werden.

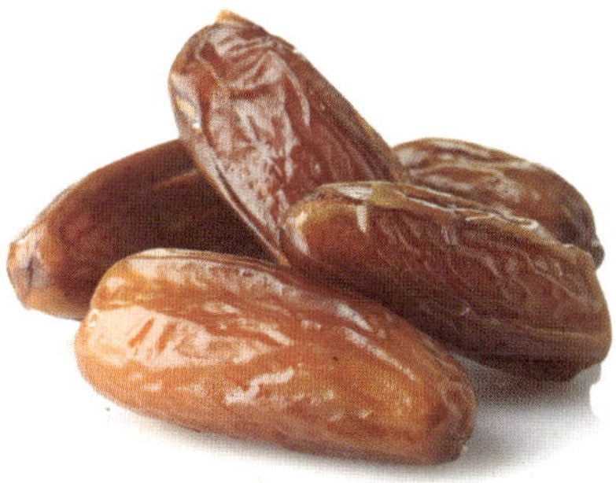

Schnelle Haferkekse

6 Wochen (V)

Für ca. 30 Kekse

20 g	brauner Zucker
2 EL	Zuckerrübensirup
100 g	Butter
220 g	feine Haferflocken
1 Pr.	Jodsalz

1. Den Backofen auf 180 °C vorheizen.
2. Zucker, Zuckerrübensirup und Butter schmelzen, Haferflocken und Jodsalz unterrühren und die Masse glatt und gleichmäßig auf ein mit Backpapier ausgelegtes Blech (ergibt ein halbes Blech) streichen.
3. Das Ganze im vorgeheizten Ofen etwa 25 Minuten goldbraun backen, anschließend sofort in Quadrate schneiden und auf einem Kuchengitter abkühlen lassen.

1 Zwischenmahlzeit entspricht 3–4 Keksen pro Portion.

Backzeit: 25 Minuten

Tipp

Backen Sie die doppelte Menge für den Vorrat – die Haferkekse halten sich bis zu 6 Wochen in einer gut geschlossenen Vorratsdose. Das Gleiche gilt für die Früchtekekse (S. 163).

Scones aus England

80 g	Butter
440 g	Dinkelmehl Type 1050 und Mehl zum Ausrollen
1 Pck.	Weinstein-Backpulver
300–350 ml	Milch
½ TL	Jodsalz

1 Tag (V) (T)

Für 20–24 Stück

1. Butter, Mehl und Backpulver mit den Händen zu Streuseln verreiben.
2. Den Backofen auf 220 °C vorheizen.
3. Die Milch unter die Streusel kneten, sodass ein glatter, auswellbarer Teig entsteht.
4. Den Teig auf einer bemehlten Arbeitsfläche 2–3 cm dick gleichmäßig ausrollen, mit einem Glas (3 cm Ø) 20–24 Scones ausstechen.
5. Die Scones auf ein mit Backpapier ausgelegtes Backblech legen und im vorgeheizten Ofen 10–15 Minuten goldgelb backen.

1 Zwischenmahlzeit entspricht 2–3 Stück pro Portion.

Backzeit: 10–15 Minuten

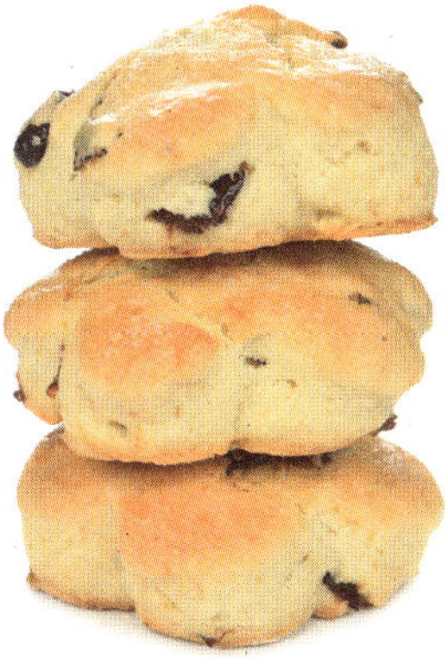

Variation

Für eine süße Variante 150 g kleingeschnittene Trockenfrüchte, für eine herzhafte 100 g geriebenen Bergkäse unterkneten.

Tipp

Scones schmecken am besten backofenfrisch, aber auch noch am nächsten Tag.

Schoko-Kirsch-Kuchen

3 Tage (K)

Für 1 Springform (26 cm Ø, ergibt 16 Stücke)

200 g	Butter
60 g	Zucker
4	Eier
200 g	Dinkelvollkornmehl
200 g	gemahlene Haselnüsse
1 Pck.	Weinstein-Backpulver
1 Glas	Kirschen
60 g	geraspelte Schokolade
	Butterschmalz oder Kokosöl für die Form

1. Butter, Zucker und Eier 10 Minuten schaumig schlagen. Mehl, Haselnüsse und Backpulver mischen und mit einem Kochlöffel unter die Masse rühren.
2. Die Kirschen abtropfen lassen und mit der geraspelten Schokolade unter den Teig ziehen. In eine gefettete Springform (26 cm Ø) geben.
3. Die Backofentemperatur auf 180 °C einstellen, den Kuchen in den noch kalten Ofen schieben und 1 Stunde backen. Den Schoko-Kirsch-Kuchen in der Form etwa 10 Minuten abkühlen lassen, dann herausnehmen.

Backzeit: 1 Stunde

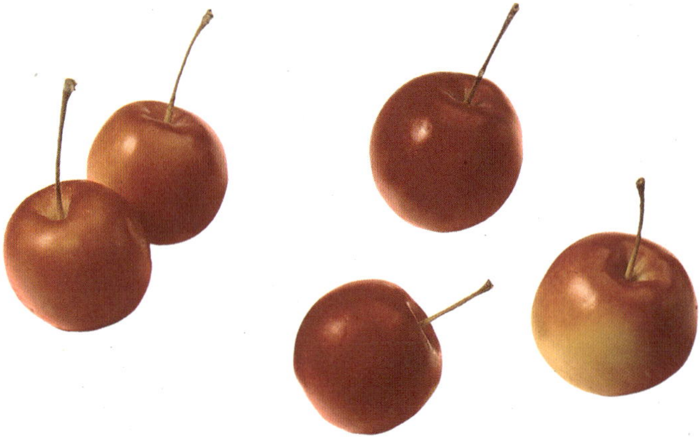

Königskuchen

5 Tage (V)

Für 1 Gugelhupfform (26 cm Ø, ergibt 16–20 Stücke)

175 ml	Milch
1 Würfel	Hefe
2 EL	Honig
100 g	weiche Butter
250 g	Quark, 20 % Fett
150 g	Rosinen
100 g	Mandelstifte
500 g	Dinkelvollkornmehl
	Butterschmalz oder Kokosöl für die Form

1. Die Milch leicht erwärmen und die Hefe und den Honig darin auflösen. Die restlichen Zutaten dazugeben und 8 Minuten durchkneten.
2. Den Teig zugedeckt 1 Stunde gehen lassen, erneut durchkneten und in eine gefettete Gugelhupfform (26 cm Ø) geben.
3. Die Backofentemperatur auf 170 °C einstellen, den Kuchen in den noch kalten Backofen schieben und etwa 1½ Stunden backen.
4. Den Königskuchen anschließend 10 Minuten in der Form abkühlen lassen, dann stürzen.

Zeit zum Gehen: 1 Stunde – **Backzeit:** 1½ Stunden

Kuchen für den Vorratsschrank

3 Monate (V)

Für 4 Sturzgläser à 500 ml

200 g	Butter
130 g (6–7 EL)	Honig
1 Pck.	Vanillezucker
4	Eier
300 g	Dinkelvollkornmehl
200 g	gemahlene Mandeln oder Haselnüsse
1 Pck.	Weinstein-Backpulver
150 ml	Milch
4	Sturzgläser à 500 ml mit Deckel und Gummiring oder mit Schraubdeckel
	Butter für die Gläser

1. Butter mit Honig und Vanillezucker schaumig schlagen. Die Eier nach und nach hinzufügen und unterrühren.
2. Mehl mit Mandeln und Backpulver mischen und abwechselnd mit der Milch mithilfe eines Kochlöffels unter die Butter-Ei-Masse rühren. Der Teig sollte schwer reißend vom Holzlöffel fallen.
3. Vier Sturzgläser gut einfetten und bis $^{2}/_{3}$ ihrer Höhe mit dem Teig füllen.
4. Die Backofentemperatur auf 180 °C einstellen, die Gläser in den noch kalten Ofen schieben und die Kuchen 35 Minuten backen.
5. Sofort herausnehmen und die Gummiringe und die Deckel oder die Schraubdeckel auf die Gläser aufsetzen und fest verschließen.

Backzeit: 35 Minuten

Schneller Streuselkuchen aus Dänemark

5 Tage

V

Für 1 Springform (26 cm Ø, ergibt 16 Stücke)

250 g	Dinkelvollkornmehl
200 g	Dinkelmehl Type 1050
100 g	Zucker
180 g	Butter
350 g	Pflaumenmus

1. Mehl und Zucker mischen, Butterflöckchen darüber geben und mit etwa 4–6 Esslöffeln kaltem Wasser zu einem bröseligen Teig verkneten.
2. Den Backofen auf 200 °C vorheizen.
3. Die Hälfte des Teiges in einer Springform (Ø 26 cm) zu einem Boden flach drücken, das Pflaumenmus darüber streichen, den restlichen Teig als Streusel darüber geben. Den Streuselkuchen im vorgeheizten Ofen 35–40 Minuten backen.

Backzeit: 35–40 Minuten

Tipp

Sie können für dieses Rezept auch ein schnelles, selbstgemachtes Pflaumenmus verwenden (siehe Tipp S. 102).

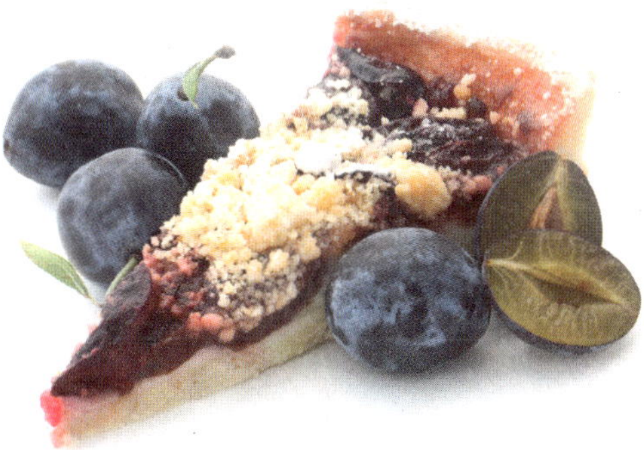

Einfacher Hefekuchen

140 ml	Milch
½ Würfel	Hefe
30 g	Zucker
200 g	Apfelmus
50 ml	Olivenöl
¼ TL	Jodsalz
380 g	Dinkelvollkornmehl
2 EL	Zucker
½ TL	Zimt
1 Pr.	Muskatnuss
	Butterschmalz oder Kokosöl für die Form
2 EL	Olivenöl
50 g	Mandeln

2–3 Tage (V)

Für 1 Springform (26 cm Ø, ergibt ca. 16 Stücke)

1. Die Milch leicht erwärmen und die Hefe darin auflösen. Zucker, Apfelmus, Olivenöl und Salz unterrühren. Das Mehl mit einem Kochlöffel einrühren und den Teig 1–2 Minuten mit dem Löffel verschlagen (der Hefeteig lässt sich nicht mit den Händen kneten) und dann zugedeckt etwa 20 Minuten gehen lassen.
2. Zucker mit Zimt und Muskat mischen. Den Teig noch einmal mit dem Löffel durchschlagen und in eine gefettete Springform füllen. Anschließend mit bemehlten Händen in der Form verteilen und mit einem Kochlöffelstiel im Abstand von je 2 cm Löcher in den Teig stechen. Das Olivenöl darüber träufeln, die Zuckermischung darüber streuen und in jedes Loch eine Mandel setzen.
3. Weitere 10 Minuten gehen lassen. Backofen auf 180 °C vorheizen. Den Kuchen etwa 30 Minuten im vorgeheizten Ofen backen.
4. Den Kuchen zunächst 10 Minuten in der Form und dann auf einem Gitter abkühlen lassen.

Zeit zum Gehen: 30 Minuten – **Backzeit:** 30 Minuten

Variation

Sie können anstelle von Apfelmus auch Kürbismus verwenden. Dafür schneiden Sie 200 g Hokkaidokürbis in Schnitze und backen diese auf einem Backblech weich. Anschließend pürieren.

Teekuchen aus England

1 Woche V

Für 1 Kastenform (30 cm Länge, ergibt ca. 15 Stücke)

4	Eier
150 g	Zucker
125 ml	Olivenöl
100 ml	Orangensaft
100 g	Joghurt
350 g	Dinkelvollkornmehl
2 TL	Weinstein-Backpulver
1 Prise	Jodsalz
¼ TL	abgeriebene Schale einer Bio-Orange
	Olivenöl für die Backform

1. Die Eier trennen, Eigelbe mit dem Zucker weiß-cremig schlagen, Olivenöl, Orangensaft und Joghurt unterrühren.
2. Den Backofen auf 180 °C vorheizen.
3. Das Mehl mit dem Backpulver und dem Salz mischen und zusammen mit den geriebenen Orangenschalen mit einem Kochlöffel unter die Eimasse rühren.
4. Eiweiß steif schlagen und vorsichtig unter den Teig heben.
5. Den Kuchenteig in eine gefettete Kastenform füllen und 50–60 Minuten backen.

Backzeit: 50–60 Minuten

Tipp

Sie können anstelle von Olivenöl auch Mandelöl verwenden. Je länger der Kuchen gelagert wurde, desto besser schmeckt er, z. B. in Kakao getunkt.

Apple-Pie aus England

1–2 Tage (K)

500 g	säuerliche Äpfel
1 EL	Zitronensaft
2	Eier
40 g	Zucker
100 g	Dinkelvollkornmehl
2 gestr. TL	Weinstein-Backpulver
½ TL	Zimtpulver
50 ml	Milch
	Butterschmalz oder Kokosöl für die Form
2 EL	Rosinen

1. Die Äpfel vierteln und in dünne Scheiben schneiden, mit Zitronensaft beträufeln.
2. Eier mit Zucker schaumig schlagen, Mehl mit Backpulver und Zimt mischen und mit der Milch unter die Eimasse rühren.
3. Eine Auflaufform am Boden fetten (nicht am Rand, damit der Teig nicht zu schnell steigen kann), den Teig abwechselnd mit den Äpfeln und den Rosinen in der Form schichten, mit Teig abschließen.
4. Die Backofentemperatur auf 180 °C einstellen, den Pie in den noch kalten Ofen schieben und 30 Minuten backen.

Backzeit: 30 Minuten

Dazu passt: Eine kühle Joghurtcreme – dafür 50 g saure Sahne mit 100 g Joghurt verrühren.

Minihörnchen

1 Tag (K) (T)

Für 16 Stück

150 g	Dinkelvollkornmehl
80 g	Butter
100 g	Frischkäse

1. Alle Zutaten zügig miteinander verkneten und für mindestens 24 Stunden, in Folie verpackt, kühl stellen.
2. Den Backofen auf 180 °C vorheizen. Den Teig in zwei Portionen teilen, jedes Teigstück dann zu einer runden Teigplatte von 25 cm Ø ausrollen. Mit einem Messer jede Platte in 8 „Kuchenstücke" schneiden.
3. Jedes Stück an der abgerundeten Seite in der Mitte 2 cm einschneiden und von dort aus zur Spitze aufrollen. Nach Belieben die Seiten der Hörnchen zusammenführen, sodass eine Croissantform entsteht.
4. Die Minihörnchen auf ein mit Backpapier ausgelegtes Backblech legen und etwa 25 Minuten im vorgeheizten Ofen backen. Auf einem Kuchengitter auskühlen lassen.

Eine Zwischenmahlzeit entspricht 2–3 Stück pro Person, dazu aufgeschnittenes Obst reichen.

Kühlzeit: mindestens 24 Stunden – **Backzeit:** 25 Minuten

Tipps

Je länger der Teig gekühlt wird, desto blättriger ist das Ergebnis. Sie können den Teig vor dem Backen durchaus 4–5 Tage im Kühlschrank aufbewahren oder einfrieren.

Die Hörnchen schmecken neutral – sie eignen sich für Marmelade oder für einen herzhaften Aufstrich.

Käseplätzchen

75 g	Bergkäse, gerieben
150 g	Dinkelvollkornmehl
1 TL	Paprikapulver edelsüß
½ TL	Jodsalz
75 g	Butter

1 Woche (V)

(T)

Für ca. 50 Stück

1. Den Käse mit dem Mehl, Paprikapulver und Jodsalz mischen. Die Butter in Stückchen darüber geben und alles zügig zu einem Teig verkneten. Aus dem Teig eine Rolle von 4 cm Ø formen und in Folie verpackt mindestens 30 Minuten kühl stellen.
2. Den Backofen auf 180 °C vorheizen. Die Teigrolle in etwa 50 sehr feine Scheiben schneiden und diese auf ein mit Backpapier ausgelegtes Backblech legen. 13–15 Minuten backen.
3. Die Käseplätzchen anschließend auf einem Kuchengitter abkühlen lassen.

Eine Zwischenmahlzeit entspricht 6–8 Plätzchen pro Portion, dazu aufgeschnittenes Gemüse reichen.

Kühlzeit: 30 Minuten – **Backzeit:** 13–15 Minuten

Tipps

Die Teigrolle kann vor dem Backen 4 Tage im Kühlschrank ruhen oder eingefroren werden.

Die Plätzchen nach Wunsch noch mit Sesam oder Kümmel bestreuen.

Kalte Hauptmahlzeiten und leichte Suppen

Salate mit Gemüse, Getreide, Hülsenfrüchten, Kartoffeln, Nudeln und Reis – herzhafte Aufstriche und Dips – leichte Getreidegerichte und Gemüsesuppen

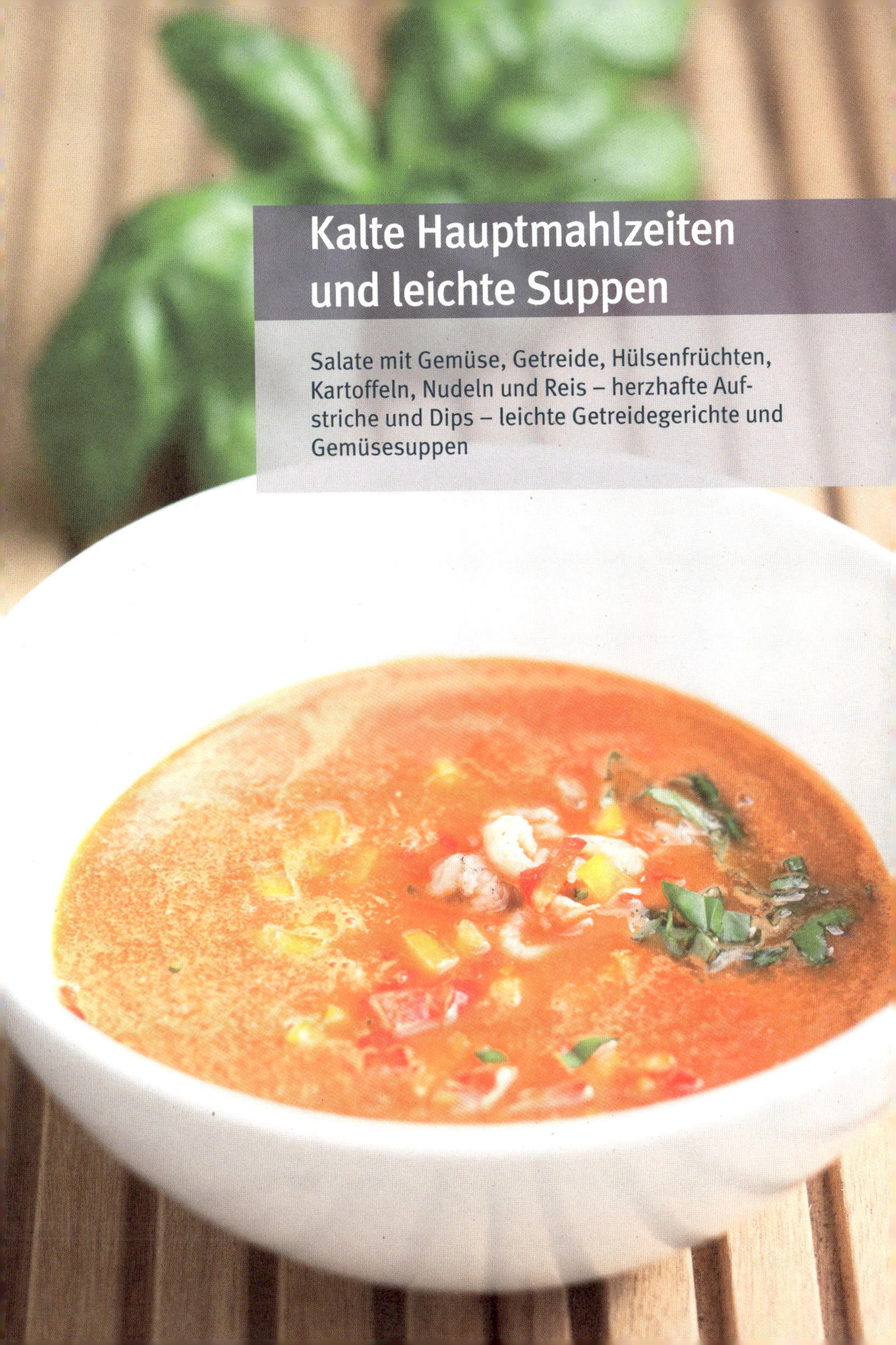

Bulgursalat mit Roter Bete

2–3 Tage (K)

500 g	Rote Bete
200 g	Bulgur
1	Salatgurke
1	Apfel
1	Frühlingszwiebel
3 EL	Zitronensaft
4 EL	Olivenöl
	Jodsalz, Pfeffer
	Petersilie, Minze, fein gehackt

1. Rote Bete im Ganzen je nach Größe 30–60 Minuten bissfest garen. Bulgur mit 300 ml kochendem Wasser übergießen und ausquellen lassen.
2. Die Gurke der Länge nach vierteln, die Samen herausschneiden und beiseite legen. Das Fruchtfleisch fein würfeln. Den Apfel und die Frühlingszwiebel fein schneiden.
3. Die Gurkensamen mit dem Zitronensaft und dem Öl pürieren.
4. Die Rote Bete abziehen und fein würfeln.
5. Bulgur und Gemüse in einer Salatschüssel mischen. Das Dressing unterheben und den Salat mit Jodsalz und Pfeffer und den Kräutern abschmecken.

Tipps

Der Salat schmeckt besonders gut mit einem Klecks saurer Sahne.

Rote Bete ist auch abgepackt und bereits gegart erhältlich.

Couscoussalat aus Nordafrika

1 Tag (K)

250 g	Couscous
2–3	Fleischtomaten (ca. 1 kg)
250 g	Aprikosen
½ Bund	glatte Petersilie
5 Zweige	Minze
	Jodsalz
2 EL	Olivenöl
50 g	Mandeln

1. Den Couscous mit 250 ml kochendem Wasser übergießen und mindestens 1 Stunde ausquellen lassen. Anschließend in eine Salatschüssel geben und mit den Fingern oder einer Gabel zerkrümeln.
2. Die Tomaten und die Aprikosen in sehr feine Würfel schneiden und unter den Couscous heben.
3. Petersilie und Minze sehr fein schneiden und ebenfalls unter den Couscous geben.
4. Den Salat mit Salz abschmecken und mit Olivenöl beträufeln.
5. Die Mandeln trocken in einer Pfanne rösten, grob hacken und auf dem Couscous verteilen.

Zeit zum Ausquellen: 1 Stunde

Variationen

Anstelle der frischen Aprikosen können Sie auch 100 g getrocknete ungeschwefelte Aprikosen verwenden.

Einen authentischen Geschmack bekommt der Couscous, wenn 1 TL Kreuzkümmel, 1 TL Koriandersamen und 1 TL Kardamom trocken in der Pfanne geröstet, im Mörser zerrieben und dann untergehoben werden.

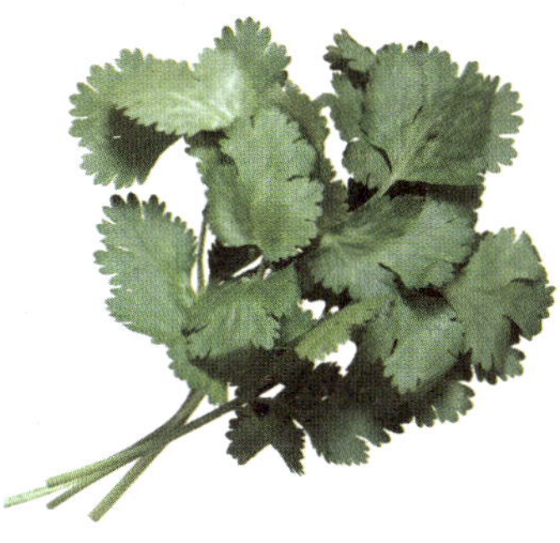

Nudelsalat aus Italien

1 Tag (K)

350 g	Vollkornpenne
4 EL	roter Balsamessig
4 EL	Olivenöl
2 TL	Honig
½ TL	Senf
	Jodsalz
250 g	Kirschtomaten
2	gelbe Paprikaschoten
½	Salatgurke
100 g	kleine Mozzarellakugeln
	Basilikum

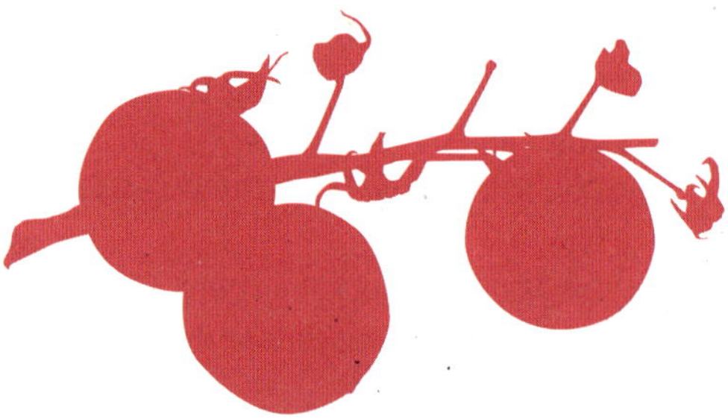

1. Die Nudeln nach Packungsanweisung bissfest garen und kalt abschrecken.
2. Essig, Öl, Honig und Senf mit 4 Esslöffeln Wasser pürieren und mit Jodsalz abschmecken.
3. Tomaten vierteln, Paprika und Gurke würfeln, Mozzarellakugeln halbieren. Nudeln, Gemüse und Mozzarella in einer Salatschüssel miteinander mischen.
4. Das Dressing unterheben und den Salat noch einmal abschmecken. Mit Basilikum garnieren.

Linsensalat

2–3 Tage (K)

120 g	grüne Linsen
150 g	Möhren
150 g	Sellerie
150 g	Lauch
230 g	Mais (aus dem Glas oder TK)
3 EL	Olivenöl
2 EL	Rapsöl
	Zitronensaft, Honig, Jodsalz, Pfeffer

1. Die Linsen in 750 ml Wasser etwa 15 Minuten garen.
2. Das Gemüse sehr fein würfeln und mit dem Mais nach 15 Minuten zu den Linsen geben. Weitere 5 Minuten garen, dann in einem Sieb mit kaltem Wasser abschrecken.
3. Linsen und Gemüse in eine Salatschüssel geben. Das Öl unterheben und den Salat mit den Gewürzen säuerlich-süß abschmecken.

Variation

Den Salat können Sie mit 100 g Feta oder Räuchertofu verfeinern.

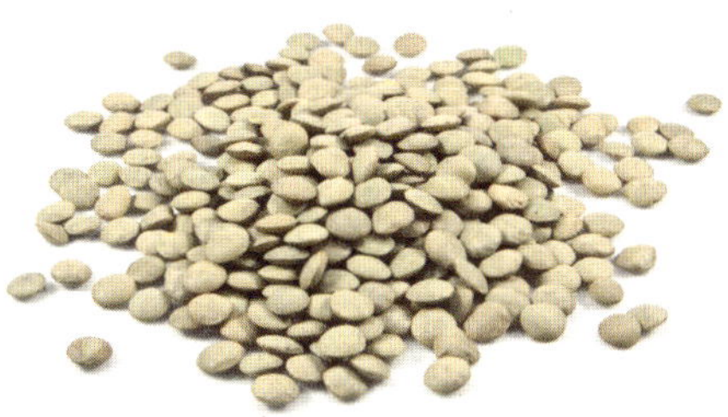

Bohnensalat aus der Türkei

2–3 Tage (K)

150 g	kleine weiße, getrocknete Bohnen (oder 500 g gegarte Bohnen aus dem Glas)
4 EL	Olivenöl
2–3 EL	Zitronensaft
	Jodsalz, Pfeffer
1	rote Paprikaschote
2–3 EL	glatte Petersilie, gehackt
	evtl. Kreuzkümmel, Knoblauch

1. Die Bohnen über Nacht in einem Topf in der 3–4-fachen Menge Wasser einweichen, 30–45 Minuten köcheln lassen und auf der ausgeschalteten Herdplatte ausquellen lassen. (Bohnen aus dem Glas abtropfen lassen.)
2. Öl und Zitronensaft verquirlen und mit Jodsalz und Pfeffer abschmecken.
3. Die Paprikaschote klein würfeln und mit den Bohnen und der Petersilie in einer Salatschüssel mischen. Das Dressing unterheben.
4. Den Salat nach Wunsch mit Kreuzkümmel und/oder Knoblauch verfeinern.

Dazu passt: mit Olivenöl beträufeltes, geröstetes türkisches Fladenbrot.

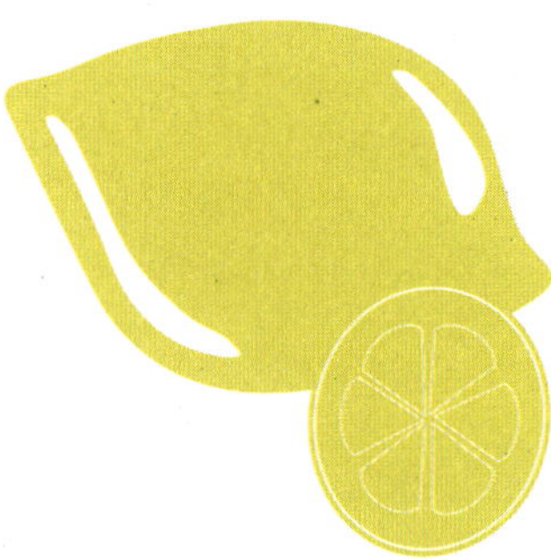

Kartoffelsalat mit grüner Sauce

2–3 Tage (K)

2 kg	festkochende Kartoffeln
200 g	Äpfel
200 g	Salatgurke
1	Zitrone
8 große	Salatblätter
2 EL	Olivenöl
2 EL	Rapsöl
100 g	Joghurt
1 EL	milder Senf
	Jodsalz, Pfeffer
	evtl. 3 Frühlingszwiebeln

1. Die Kartoffeln 25–40 Minuten – je nach Größe der Kartoffeln – garen, dann pellen und würfeln.
2. Die Äpfel würfeln, die Gurke der Länge nach vierteln, die Samen herausschneiden und beiseite legen, das Fruchtfleisch würfeln.
3. Den Saft der Zitrone auspressen. Die Salatblätter mit Öl, Joghurt, Senf, Gurkensamen und Zitronensaft pürieren.
4. Kartoffeln, Apfel und Gurke in einer Salatschüssel mischen. Das Dressing unterheben und den Salat mit Jodsalz und Pfeffer abschmecken.
5. Eventuell die Frühlingszwiebeln in kleine Röllchen schneiden und darüberstreuen.

Tipp

Der Salat hält sich nur dann 2–3 Tage im Kühlschrank, wenn er ohne Zwiebeln zubereitet wurde oder wenn die Zwiebeln gedünstet wurden. Mit rohen Zwiebeln sollte er sofort verzehrt werden.

Cremiger Kartoffelsalat

2–3 Tage (K)

600 g	festkochende Kartoffeln vom Vortag
1	säuerlicher Apfel
4	Frühlingszwiebeln
1 Glas	Kichererbsen (215 g Abtropfgewicht)
200 g	Joghurt
3 EL	Raps- oder Leinöl
	Zitronensaft, Jodsalz, Pfeffer, Kümmelsaat, Paprikapulver, edelsüß
	Petersilie oder Schnittlauch zum Bestreuen

1. Die Kartoffeln pellen, Kartoffeln und Apfel grob reiben. Die Frühlingszwiebeln fein schneiden.
2. Die Kichererbsen abtropfen lassen und mit dem Joghurt und dem Öl pürieren. Mit den Gewürzen abschmecken.
3. Das Dressing sofort mit Kartoffeln, Apfel und Zwiebeln mischen und den Salat mindestens 1 Stunde durchziehen lassen. Mit den frischen Kräutern bestreuen.

Zeit zum Durchziehen: mindestens 1 Stunde

Dazu passt: grobes Roggenbrot oder Tofuwürstchen.

Tipps

Der Salat hält sich 1 Tag im Kühlschrank, mit gedünsteten Zwiebeln statt der rohen Zwiebel 2–3 Tage.

Der Salat lässt sich gut mitnehmen.

Fruchtiger Reissalat aus Indien

2 Tage (K)

200 g	Vollkornreis oder Vollkorn-Basmatireis
2	Nektarinen
100 g	blaue Trauben
100 g	weiße Trauben
150 g	Joghurt
3 EL	Rapsöl
	Zitronensaft
2–3 TL	mildes Currypulver
	Jodsalz, Honig

1. Den Reis nach Packungsanweisung garen.
2. Die Nektarinen würfeln, die Trauben halbieren, eventuell entkernen.
3. Joghurt, Öl, Zitronensaft und Curry glatt rühren und mit den Gewürzen abschmecken.
4. Reis und Früchte in einer Salatschüssel mischen und das Dressing unterheben.

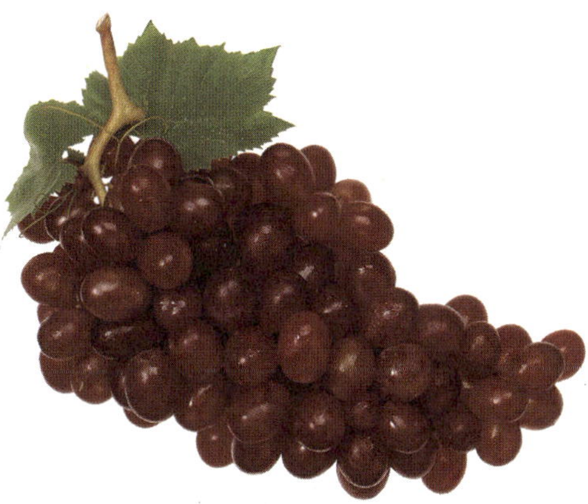

Fenchel-Orangen-Salat

1 Tag (K)

100 g	Frischkäse
100 g	Joghurt
½ Bd.	Dill
	Zitronensaft, Jodsalz, Honig
500 g	Fenchel
2	Orangen

1. Den Frischkäse mit dem Joghurt glatt rühren. Den Dill fein schneiden, dazugeben und die Sauce mit den Gewürzen abschmecken.
2. Den Fenchel sehr fein schneiden oder grob raspeln. Die Orangenfilets in kleine Stücke schneiden, mit dem Fenchel in einer Salatschüssel mischen. Das Dressing unterheben.

Dazu passt:

Überbackenes Brot

80 g geriebenen Emmentaler mit 1 Teelöffel Paprikapulver mischen. 6–8 Scheiben Vollkorntoast damit bestreuen und etwa 10 Minuten bei 200 °C im vorgeheizten Backofen überbacken.

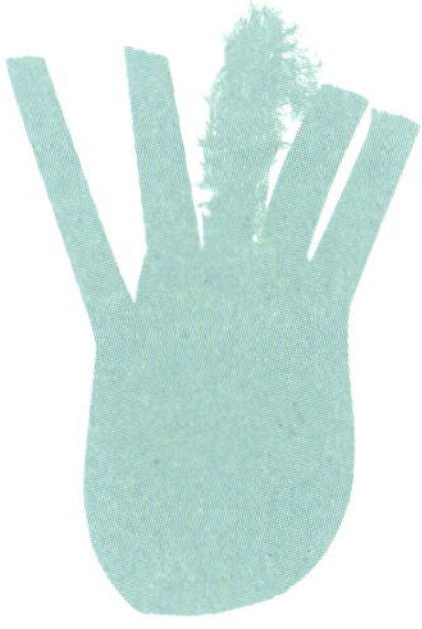

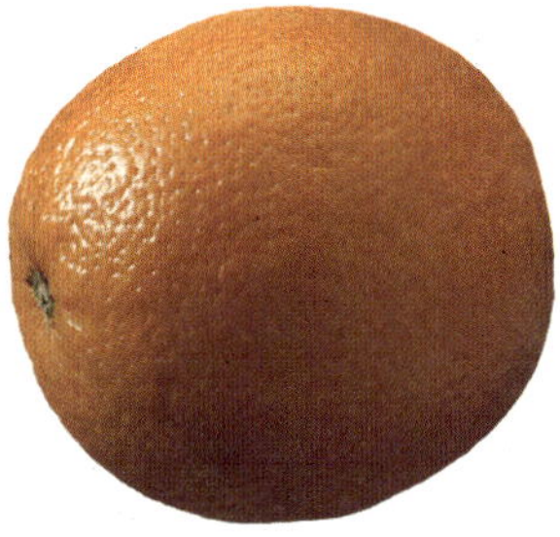

Chinakohlsalat

1 Tag (K)

200 g	Joghurt
3 EL	Rapsöl
100 ml	Apfel- oder Birnensaft
	Jodsalz, Currypulver, Honig
600 g	Chinakohl
1	Apfel oder Birne
2–3 EL	Sonnenblumenkerne

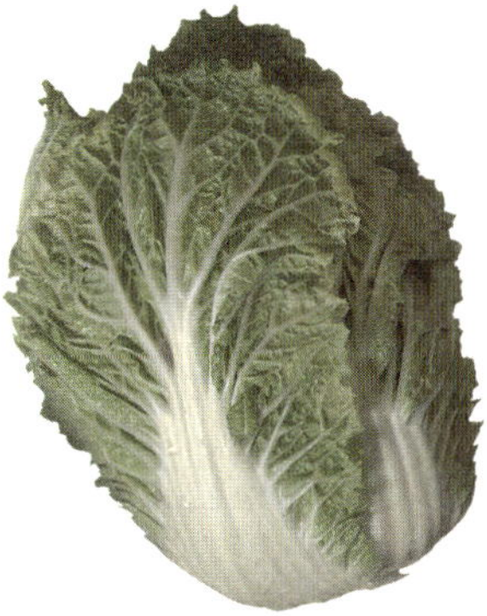

1. Den Joghurt mit Öl und Saft glatt rühren. Mit den Gewürzen abschmecken.
2. Den Chinakohl in sehr feine Streifen schneiden und in einer Salatschüssel mit dem Dressing mischen.
3. Apfel oder Birne in dünne Stifte schneiden, dazugeben und unterheben.
4. Die Sonnenblumenkerne in einer Pfanne ohne Fettzugabe leicht rösten und darüberstreuen.

Dazu passt: Vollkornbrot, Käse und Aufstrich.

Käsesalat aus Holland

1 Tag (K)

3 EL	Rapsöl
2 EL	Zitronensaft
1 EL	milder Senf
	Jodsalz, Pfeffer
1 kg	kleine Tomaten
1	Frühlingszwiebel
150 g	mittelalter Gouda

1. Öl, Zitronensaft und Senf mit 2–3 Esslöffel Wasser verquirlen und mit Jodsalz und Pfeffer abschmecken.
2. Die Tomaten halbieren, eventuell vierteln, die Frühlingszwiebel in Ringe schneiden. Den Gouda würfeln und mit dem Gemüse in einer Salatschüssel mischen. Das Dressing unterheben.

Dazu passt: Schwarzbrot oder geröstetes Vollkornbrot.

Gefüllte Salatgurken

2	Salatgurken
100 g	Frischkäse
100 g	Magerquark
2 EL	Petersilie, fein gehackt
1 EL	Dill, fein gehackt
100 g	Paprikaschote
	Jodsalz, Zitronensaft

1. Die beiden Enden der Salatgurken abschneiden und die Gurken in je 6 etwa 5 cm lange Stücke schneiden. Die Stücke jeweils von einer Seite mit einem Küchenmesser aushöhlen, auf der anderen Seite ½ cm Boden stehen lassen.
2. Die Gurkensamen klein schneiden und mit Frischkäse, Quark und den Kräutern verrühren. Die Paprika sehr fein würfeln und zusammen mit den Gurkensamen unterziehen, mit den Gewürzen abschmecken.
3. Die Gurkenabschnitte mit der Creme gut gehäuft füllen.

Dazu passt: Vollkornbaguette.

Erbsenaufstrich

3 Tage (K)

150 g	Erbsen (TK)
100 g	Frischkäse
1 EL	Petersilie, fein gehackt
1 EL	Minze, fein gehackt
	Jodsalz, Zitronensaft

1. Die Erbsen auftauen lassen und mit dem Frischkäse und den Kräutern fein pürieren.
2. Den Aufstrich mit den Gewürzen abschmecken.

Dazu passt: frisches Brot, Brötchen oder Pellkartoffeln.

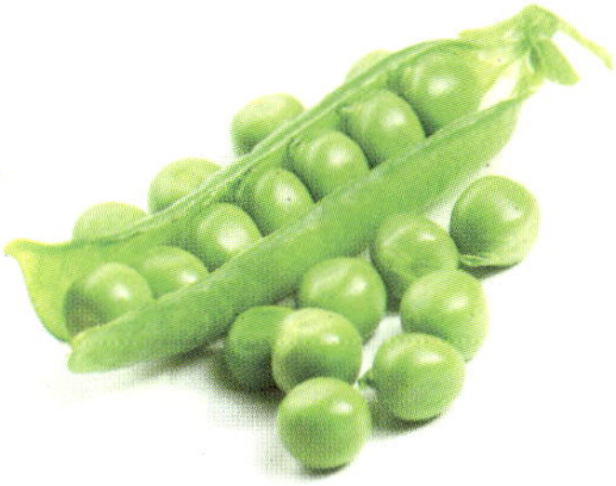

Zwiebel-Hafer-Aufstrich

5 Tage (K)

140 g	Zwiebeln
70 g	Kokosöl
220 ml	Gemüsebrühe
10 g	frische Hefe
4 EL	feine Haferflocken
2 EL	Paniermehl
1 EL	Majoran, gehackt

1. Die Zwiebeln sehr fein würfeln. Das Kokosöl schmelzen und die Zwiebeln darin 10 Minuten glasig dünsten.
2. Gemüsebrühe und Hefe aufkochen und mit den Zwiebeln, 2 Esslöffeln Haferflocken und dem Paniermehl fein pürieren. Anschließend Majoran und die restlichen Haferflocken unterrühren.

Tipp

Ein sehr herzhafter Aufstrich, der gut zu kräftigem Brot und sauren Gurken passt.

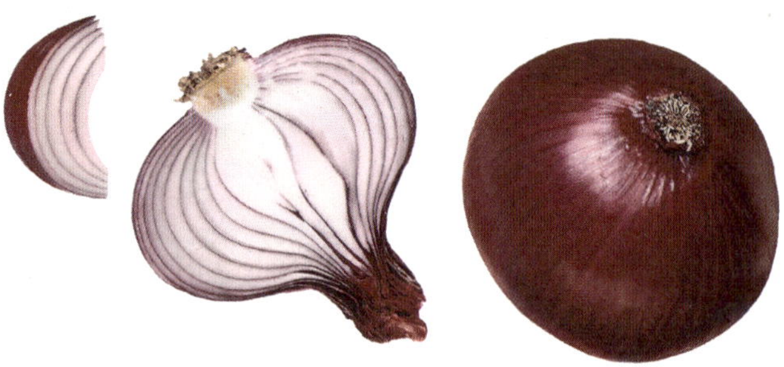

Getreide-Gemüse-Aufstrich

3–5 Tage (K)

1	kleine Zwiebel
30 g	Dinkelvollkorngrieß
150 g	Gemüse (z. B. Möhren, Pastinaken, Lauch, Sellerie)
1 EL	Oliven- oder Rapsöl
	Jodsalz, Pfeffer, Kräuter, Curry, Muskat, Paprikapulver edelsüß

1. Die Zwiebel sehr fein würfeln und mit dem Getreide zusammen in einem Topf ohne Fettzugabe leicht anrösten. 120 ml Wasser angießen und unter ständigem Rühren 2–3 Minuten köcheln lassen.
2. Die Getreidemasse zugedeckt ausquellen und abkühlen lassen.
3. Das Gemüse bissfest dünsten bzw. dämpfen, pürieren und mit dem Öl unter die Getreidemasse ziehen.
4. Mit den Gewürzen – abgestimmt auf das Gemüse – nach Geschmack verfeinern.

Variation

Dies ist ein Grundrezept für einen Getreide-Gemüse-Aufstrich, den Sie nach Belieben variieren können. Beispielsweise können Sie statt Grieß auch Polenta oder Grünkernschrot verwenden. Das Wasser ist durch Saft oder Brühe ersetzbar. Probieren Sie z. B. einmal die Kombination Polenta, Zucchini, Tomatenmark und Basilikum oder Grünkern mit Sellerie, Apfel und Majoran.

Kartoffelaufstrich

100 g	gekochte Kartoffeln
100 g	saure Sahne
1 EL	Rapsöl
50 g	Gemüse (z. B. Radieschen, Gurke, Frühlingszwiebel)
	Jodsalz, Paprikapulver edelsüß

3–5 Tage K

1. Die Kartoffeln mit einer Gabel gut zerdrücken, die saure Sahne und das Öl unterziehen und alles zu einer homogenen Masse verarbeiten.
2. Das Gemüse sehr fein würfeln und zur Kartoffelmasse geben. Mit den Gewürzen abschmecken.

Variation

Der Aufstrich schmeckt besonders gut mit klein geschnittenen Oliven und getrockneten Tomaten.

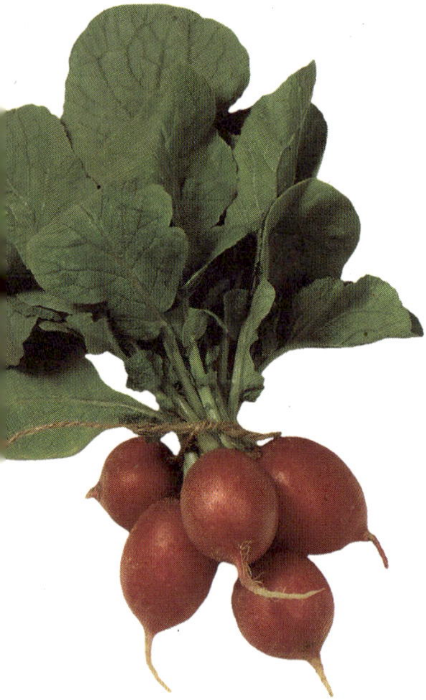

Tipp

Der Kartoffelaufstrich hält sich nur dann 3–5 Tage im Kühlschrank, wenn keine Frühlingszwiebel verwendet wird.

Rote Bohnencreme

3–5 Tage (K)

200 g	gegarte Kidneybohnen
20 ml	Raps- oder Leinöl
20 ml	Olivenöl
2–3 EL	Zitronensaft
1–2 TL	Dijonsenf
	Jodsalz

1. Alle Zutaten fein pürieren und mit Jodsalz abschmecken.

Passt zu: gefüllte Kräuterpfannkuchen aus Italien (Rezept S. 135).

Tipp

Die Creme schmeckt auch einfach auf Brot, in Wraps oder auf Crostini: Weißbrot rösten, mit Knoblauch einreiben und reichlich Bohnencreme darauf streichen.

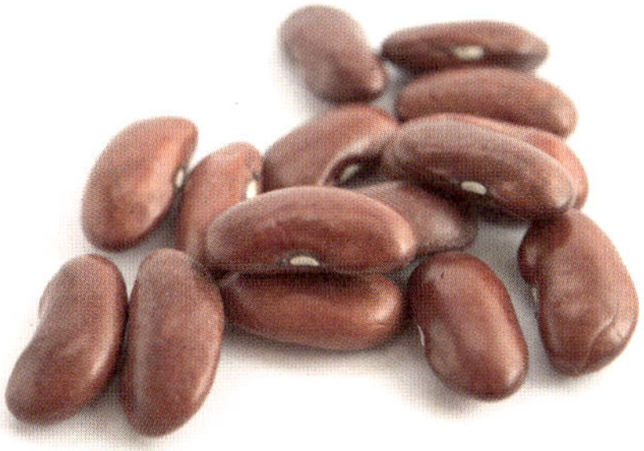

Gemüsepäckchen aus Thailand mit Erdnussdip

2 Tage (Gemüsepäckchen)
5–6 Tage (Erdnussdip)

	Gemüsepäckcken:
1 kg	Gemüse, z. B. Möhre, Staudensellerie, Brokkolistiele, Chinakohlstiele, Kohlrabi, Paprikaschoten
16	asiatische Reisteigplatten
	Erdnussdip:
35 ml	Sojasauce
100 g	Erdnussmus
1–2	Knoblauchzehen

1. Das Gemüse in 8–10 cm lange, sehr dünne Streifen schneiden. Die Reisteigplatten nach Packungsanweisung einweichen, etwas trocken tupfen.
2. Etwa 60–80 g Gemüsestifte in die Mitte jeder Reisteigplatte legen, die Seiten darüber falten und die Platten zusammenrollen.
3. Die Sojasauce mit 50 ml Wasser und Erdnussmus pürieren, die Knoblauchzehen abziehen, sehr fein schneiden und unterrühren.
4. Die Gemüsepäckchen wer
mit dem Erdnussdip servi

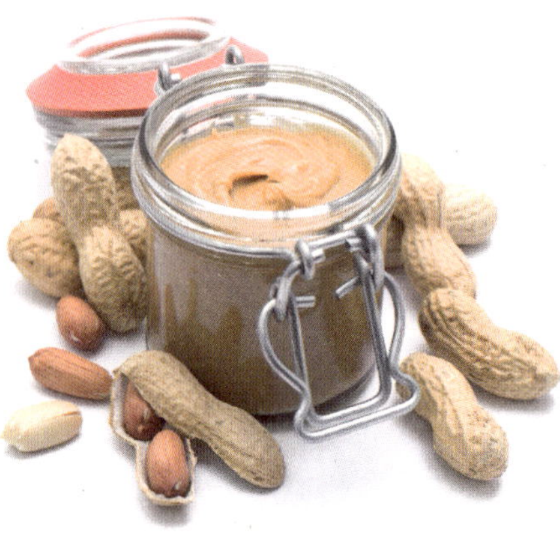

Ketchup

1	kleiner, süßer Apfel
1	Zwiebel, gleiche Größe wie der Apfel
125 g	Tomatenmark
1 Msp.	Zimtpulver
1 Msp.	Currypulver
½ TL	Jodsalz
	evtl. Akazienhonig oder Zucker

2 Wochen (K)

(T)

Für 1 Glas à 400 ml

1. Den Apfel und die Zwiebel in kleine Würfel schneiden. 5–10 Minuten in wenig Wasser weich garen. Das Wasser abgießen und aufbewahren, Apfel und Zwiebel zusammen mit dem Tomatenmark sehr fein pürieren.
2. Sollte das Ketchup zu fest sein, etwas von der Garflüssigkeit hinzugeben. Mit den Gewürzen abschmecken.
3. Das Ketchup in ein heiß ausgespültes Schraubglas füllen. Kühl aufbewahren.

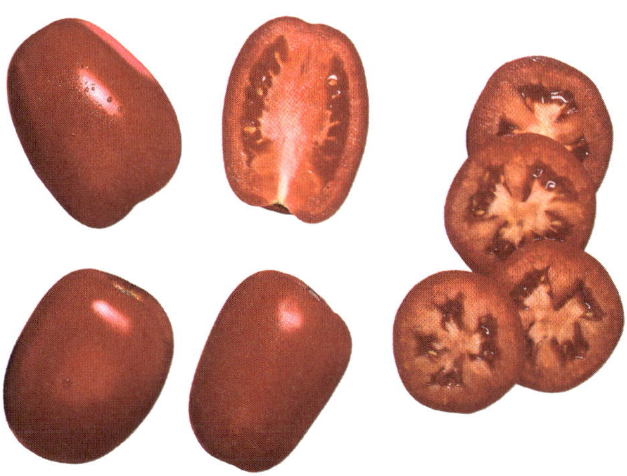

Tomatendip

3 Tage (K)

3	reife Tomaten
1 Bd.	Basilikum
1	kleine Zwiebel
3 EL	roter Balsamessig
1–2 EL	Tomatenmark
4 EL	Gemüsebrühe
3 EL	Olivenöl
	Jodsalz, Pfeffer, Honig

1. Tomaten entkernen, das Fruchtfleisch sehr fein würfeln.
2. Basilikum und Zwiebel sehr fein schneiden.
3. Essig mit Tomatenmark und Gemüsebrühe glattrühren.
4. Tomaten, Basilikum und Zwiebel unterheben, Olivenöl unterrühren, Dip mit den Gewürzen fruchtig abschmecken.

Kräuterquarkdip

3 Tage (K)

1 Bd.	Petersilie
½ Bd.	Dill
150 g	Magerquark
150 g	Joghurt
50 g	Frischkäse
2 EL	Rapsöl
	Kräutersalz, Knoblauch

1. Petersilienblättchen und Dillfähnchen von den Stielen zupfen.
2. Alle Zutaten pürieren und den Dip mit den Gewürzen abschmecken.

Curry-Bananen-Dip

3 Tage (K)

150 g	Quark
50 ml	Sahne
½	Banane
	Currypulver, Jodsalz, Knoblauch

1. Alle Zutaten pürieren und den Dip mit den Gewürzen abschmecken.

Dreierlei Dips mit Gemüse und Crackern

	Gemüse und Cracker:
500 g	Möhren
je 1	rote, gelbe und grüne Paprikaschote
4 Stangen	Staudensellerie
1	Gurke
	herzhafte Cracker und Tortilla-Chips nach Wunsch
	Dips:
1 Portion	Tomatendip (Rezept S. 194)
1 Portion	Kräuterquarkdip (Rezept S. 194)
1 Portion	Curry-Bananen-Dip (Rezept oben)

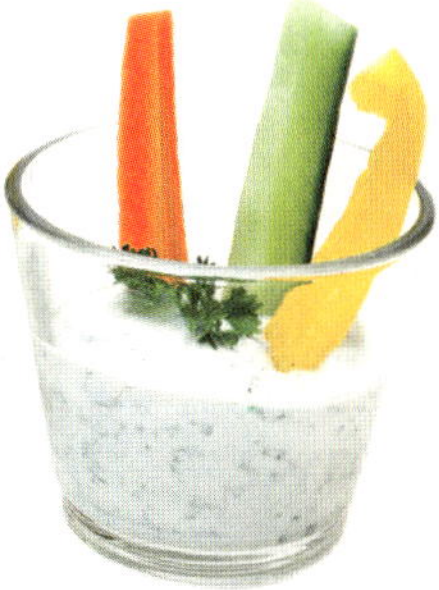

1. Das Gemüse in längliche Stücke schneiden und auf Tellern anrichten.
2. Cracker und Chips in Schälchen bereitstellen.
3. Die Dips nach Rezept zubereiten und ebenfalls in Schälchen anrichten.

Möhren-Joghurt-Creme aus der Türkei

2–3 Tage (K)

4	große Möhren
300 g	türkischer Joghurt
3 EL	Olivenöl
6	Walnüsse, gehackt
	Jodsalz, Knoblauch, Zitronensaft

1. Die Möhren im Ganzen bissfest dünsten oder dämpfen, mit kaltem Wasser abschrecken und grob raspeln.
2. Joghurt mit Olivenöl und den gehackten Walnüssen verrühren und mit den Möhren mischen. Mit den Gewürzen abschmecken.

Passt zu: Fladenbrot oder Linsen-Couscous-Bällchen (Rezept unten).

Linsen-Couscous-Bällchen aus der Türkei

3–4 Tage (K)

250 g	rote Linsen
200 g	Couscous
3 EL	Olivenöl
	Jodsalz, Zitronensaft, Petersilie, Kreuzkümmel, Tomatenmark

Tipp

Die Bällchen kann man vor dem Abkühlen noch warm genießen, sie schmecken auch kalt oder gebraten.

1. Die Linsen in 850 ml Wasser aufkochen, 10 Minuten garen, den Couscous dazugeben und die Masse mindestens ½ Stunde auf der ausgeschalteten Herdplatte quellen lassen.
2. Mit Öl und Gewürzen fein abschmecken. Aus der Linsen-Couscous-Masse pflaumengroße Bällchen formen und kühl stellen.

Dazu passt: Möhren-Joghurt-Creme (Rezept oben).

Paprikamuffins

1 Tag (K)

Für ca. 12 Muffins

je 1	rote, gelbe und grüne Paprikaschote
100 g	Dinkelvollkornmehl
2 TL	Weinstein-Backpulver
1 TL	Kräutersalz
2	Eier
100 g	Joghurt
2 EL	Olivenöl

1. Die Paprikaschoten in sehr feine Würfel schneiden.
2. Den Backofen auf 180 °C vorheizen. Mehl, Backpulver und Kräutersalz mischen.
3. In einer zweiten Schüssel Eier, Joghurt und Öl verquirlen.
4. Die Mehlmischung mit einem Kochlöffel unter die Quarkmischung rühren, zum Schluss die Paprikawürfel unterheben.
5. Etwa 12 Muffin-Papierförmchen mit dem Teig füllen und in ein Muffinblech stellen (oder Silikonförmchen verwenden).
6. Die Muffins etwa 25 Minuten im vorgeheizten Ofen backen. In der Form 5 Minuten abkühlen lassen. Noch warm oder kalt servieren.

Backzeit: 25 Minuten

Dazu passt: Kräuterquarkdip (Rezept S. 194).

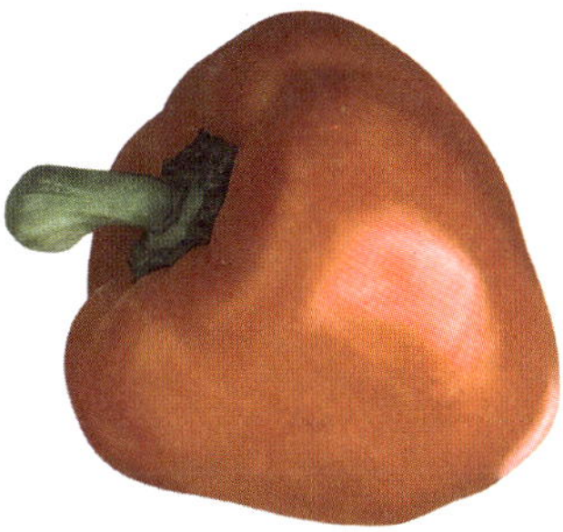

Armer Ritter aus Italien

2	Eier
1 Pr.	Jodsalz
60 g	Mozzarella
40 g	Emmentaler
50 g	Tomatenmark
1 EL	Olivenöl
	Jodsalz, Oregano
8 Sch.	Vollkorntoastbrot
	Olivenöl zum Braten

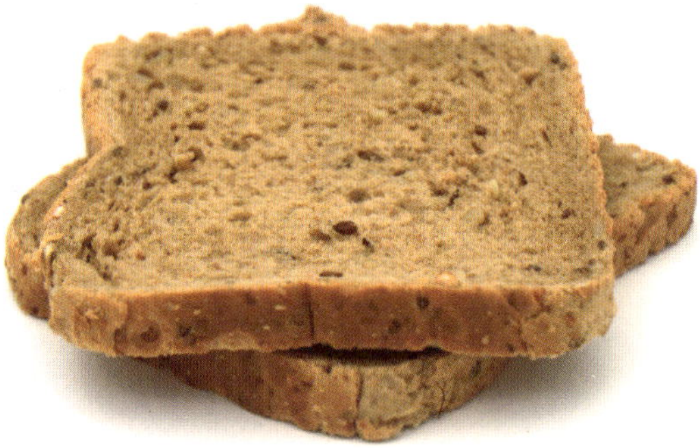

1. Die Eier mit Jodsalz verquirlen. Den Käse fein reiben.
2. Das Tomatenmark mit Öl verrühren und mit den Gewürzen abschmecken. Alle Toastscheiben mit Tomatenmark bestreichen.
3. Auf 4 Toastscheiben den geriebenen Käse verteilen, die anderen Toastscheiben darauf legen und gut festdrücken.
4. In einer Pfanne Olivenöl erhitzen. Die Toasts von beiden Seiten durch das Ei ziehen und von beiden Seiten braten. Diagonal durchschneiden und warm oder kalt genießen.

Dazu passt: Feld- oder Kopfsalat.

Käserollen aus Holland

1 Tag K

5–6 Sch.	Vollkorntoastbrot
150 g	Frischkäse
2 EL	Olivenöl
2 EL	Petersilie, fein gehackt
10	Kirschtomaten
60 g	Feldsalat oder Babyspinat
1	Frühlingszwiebel
8	große Scheiben junger Gouda, sehr dünn geschnitten

1. Das Brot in sehr kleine Würfel schneiden und mit dem Frischkäse, dem Öl und der Petersilie verkneten.
2. Die Tomaten fein würfeln, Salat und Frühlingszwiebel in Streifen schneiden und unter die Brotmasse heben.
3. Die Masse gleichmäßig auf die Goudascheiben verteilen und die Goudascheiben zu länglichen Rollen zusammenrollen. Mit der Nahtstelle nach unten auf einen Servierteller legen.

Dazu passt: großer bunter Salat und Tomatendip (Rezept S. 194)

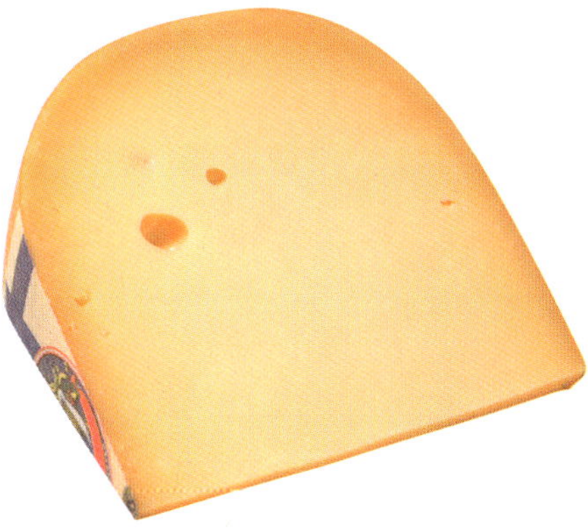

Petersiliensuppe

1 Tag (K)

1	Gemüsezwiebel
2 EL	Olivenöl
200 g	Petersilienwurzel
500 g	Erbsen (TK)
800 ml	Gemüsebrühe (Rezept S. 109)
1 Bd.	glatte Petersilie
	Jodsalz, Zitronensaft, Estragon

1. Die Zwiebel würfeln, das Öl mit 2 Esslöffeln Wasser erhitzen, die Zwiebel darin andünsten.
2. Die Petersilienwurzel klein schneiden und mit den Erbsen zu der Zwiebel geben. Kurz mit andünsten und mit der Gemüsebrühe ablöschen. 8–10 Minuten geschlossen köcheln lassen.
3. Die Petersilie grob schneiden, zur Suppe geben und alles fein pürieren. Mit den Gewürzen abschmecken.

Dazu passt: geröstetes Ciabatta, mit Knoblauch eingerieben und mit Olivenöl beträufelt.

Tipp

Besonders fein schmeckt die Suppe mit einem Klecks geschlagener Sahne.

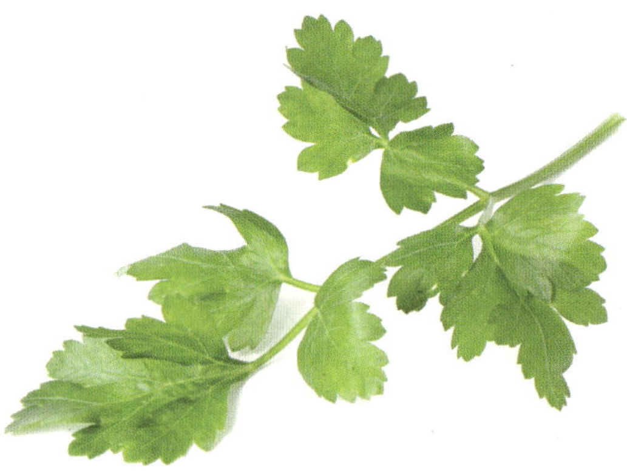

Paprikasuppe

1 Tag (K)

4	gelbe Paprikaschoten
200 g	Kartoffeln
2	Zwiebeln
2 EL	Rapsöl
500 ml	Gemüsebrühe (Rezept S. 109)
150 ml	Milch
100 ml	Sahne
	Jodsalz, Pfeffer
8	Kirschtomaten

1. Die Paprikaschote grob, Kartoffeln und Zwiebeln fein würfeln. Das Öl mit 2 Esslöffeln Wasser erhitzen, das Gemüse andünsten und mit der Gemüsebrühe ablöschen. 8–10 Minuten garen.
2. Die Milch und die Sahne angießen und die Suppe fein pürieren, mit den Gewürzen abschmecken.
3. Die Tomaten vierteln und kurz vor dem Servieren unter die Suppe rühren.

Dazu passt:

Überbackenes Brot

50 g Bergkäse mit 1 Teelöffel Paprikapulver mischen, auf Brotscheiben geben, kurz überbacken und in Dreiecke schneiden.

Tomaten-Mais-Suppe

1 Tag (K)

200 g	Gemüsezwiebel
2 EL	Olivenöl
1 Glas	stückige Tomaten (400 g)
400 ml	Tomaten-Passata
230 g	Mais (aus dem Glas oder TK)
	Jodsalz, Honig, Oregano, Knoblauch

1. Die Zwiebel klein würfeln, Öl mit 2 Esslöffeln Wasser erhitzen und die Zwiebel darin andünsten. Mit 200 ml Wasser ablöschen.
2. Tomaten und Tomaten-Passata dazugeben und 10 Minuten leicht köcheln lassen. Den Mais einrühren und die Suppe mit den Gewürzen fein abschmecken.

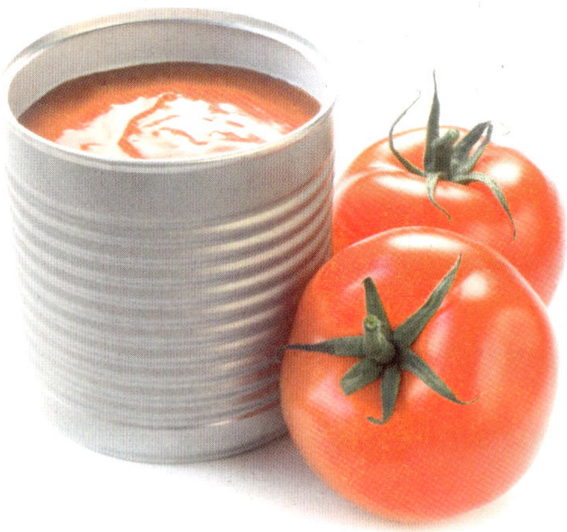

Apfel-Lauch-Suppe

1 Tag (K)

500 g	Lauch
500 g	Äpfel
2 EL	Rapsöl
1–2 TL	Currypulver, mild
1 l	Gemüsebrühe (Rezept S. 109)
150 ml	Sahne
	Jodsalz, Pfeffer

1. Lauch und Äpfel würfeln. Öl mit 2 Esslöffeln Wasser und dem Curry erhitzen, Äpfel und Lauch dazugeben, kurz andünsten und mit der Gemüsebrühe ablöschen. In 8–10 Minuten bissfest garen.
2. Die Sahne angießen und alles gut pürieren. Die Suppe mit den Gewürzen abschmecken.

Dazu passen:

Vollkorncroûtons

3 Scheiben Vollkornbrot in sehr kleine Würfel schneiden. Trocken in einer beschichteten Pfanne rösten. Die Pfanne von der Herdplatte nehmen, 1½ Esslöffel Olivenöl unterrühren, die Croûtons noch einmal kurz erhitzen und über die Suppe streuen.

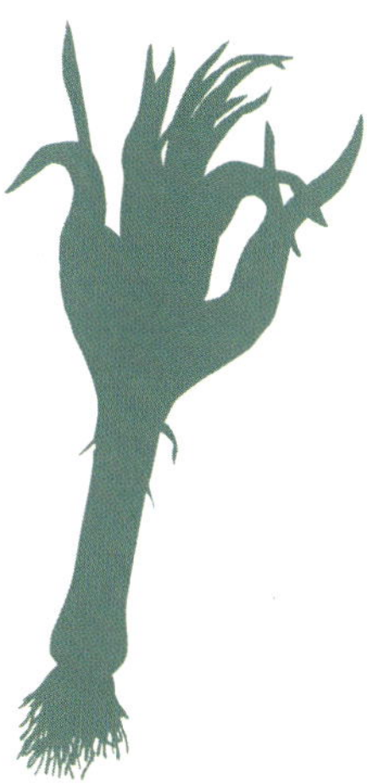

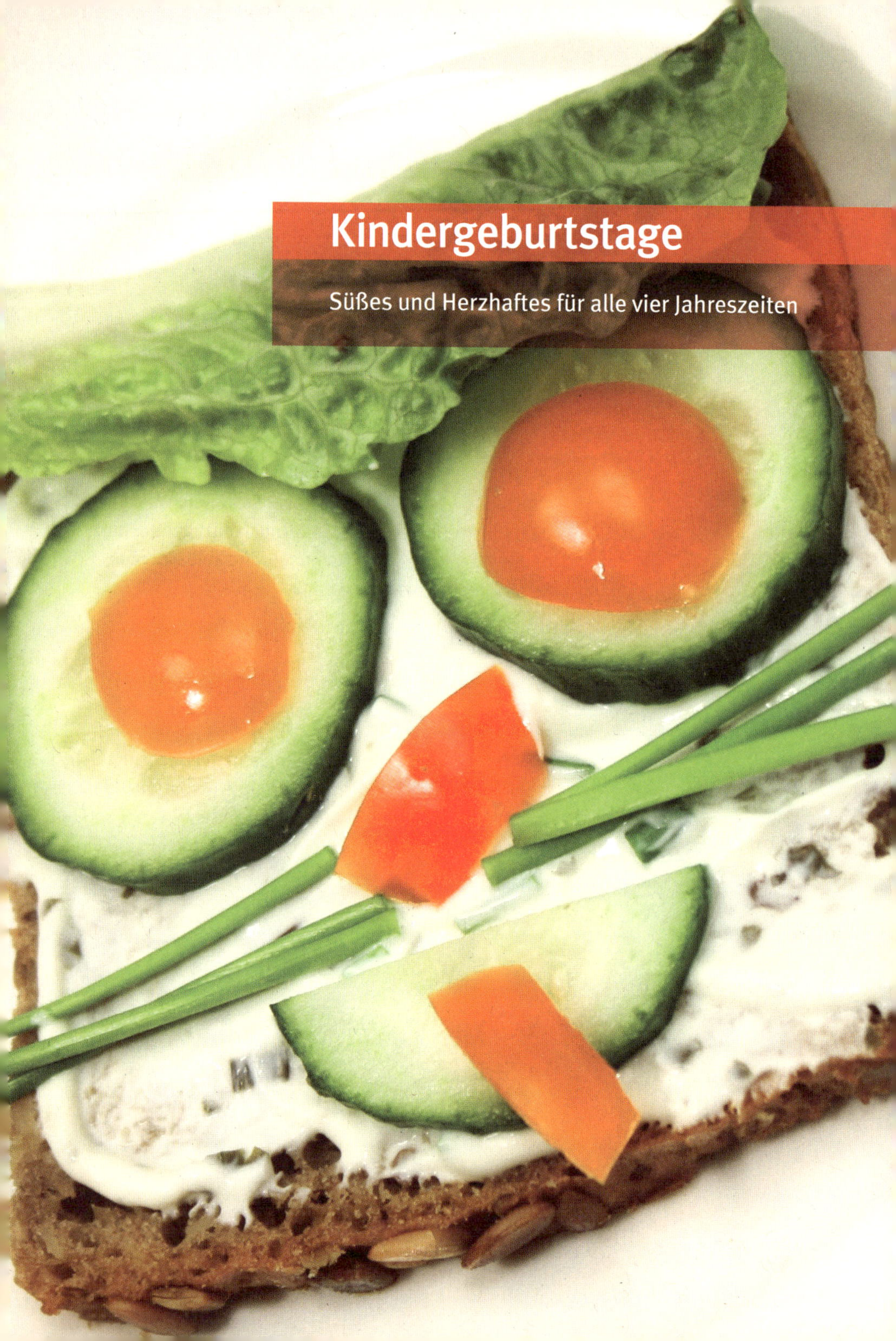
Kindergeburtstage
Süßes und Herzhaftes für alle vier Jahreszeiten

Frühling

Himbeer-Lassi

Für 8 Portionen

200 g	Himbeeren
200 g	Joghurt
2 EL	Honig
1600 ml	Sprudelwasser, gut gekühlt

1. Die Himbeeren pürieren und durch ein Sieb streichen. Das Himbeerpüree mit Joghurt und Honig glatt rühren.
2. Anschließend das Mineralwasser mit einem Schneebesen unterrühren. Das Getränk auf vier Gläser verteilen und kalt servieren.

Süßer Nudelauflauf aus Österreich

Für 8 Portionen

250 g	Vollkornfarfalle
500 g	Quark, 20 % Fett
2 EL	Rapsöl
2 Pck.	Vanillezucker
3	Eier
4 EL	Paniermehl
2 EL	Zucker
20–30 g	Butter
	Butter für die Form

1. Die Nudeln nach Packungsanleitung bissfest garen. Den Backofen auf 170 °C vorheizen.
2. Den Quark mit Öl und Vanillezucker glatt rühren. Die Eier trennen, die Eigelbe unter die Quarkmasse ziehen, die Eiweiße zu Schnee schlagen und vorsichtig unter den Quark ziehen.
3. Die Nudeln abgießen, mit kaltem Wasser abschrecken und gut abtropfen lassen. Anschließend unter die Quarkmasse heben und in eine gefettete Auflaufform geben. Paniermehl, Zucker und Butter mit den Händen zu Streuseln zerbröseln und über den Auflauf streuen.
4. Den Auflauf etwa 35 Minuten im vorgeheizten Ofen backen.

Backzeit: 35 Minuten

Dazu passt: Rhabarberkompott oder Kirschen aus dem Glas.

Tipp

Der Nudelauflauf schmeckt heiß direkt aus dem Backofen, aber auch lauwarm oder kalt.

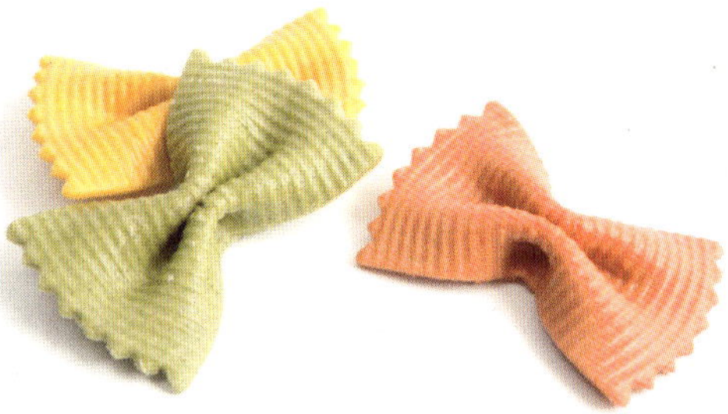

Hinweis

Die Mengen der Geburtstagsgerichte sind für 8 Kinder bemessen. Dabei wird davon ausgegangen, dass zusätzlich noch andere kleine Speisen angeboten werden.

Sommer

Früchtefondue

Für 8 Portionen

	Für die Creme:
500 ml	Milch
30 g	Speisestärke
2 Pck.	Vanillezucker
4 EL	Zucker
650 g	Magerquark
	Für den Krokant:
100 g	gehackte Mandeln
15 g	Butter
1 EL	Zucker
	Für die Obstspieße:
1,2 kg	Obst (Banane, Apfel, Kiwi, Melone, Erdbeeren, Aprikosen ...)
50 g	Schokoladenstreusel
50 g	Kokosraspel

1. Für die Creme 450 ml Milch in einem Topf aufkochen. Stärke, Vanillezucker, Zucker und die restlichen 50 ml Milch in einem Schälchen verrühren und in die heiße Milch gießen. Unter Rühren aufkochen lassen, Topf vom Herd ziehen und etwas abkühlen lassen. Magerquark unter den lauwarmen Pudding ziehen und kalt stellen.
2. Für den Krokant die Mandeln in einer Pfanne leicht rösten. Butter und Zucker dazugeben und unter ständigem Wenden die Mandeln karamellisieren. Vorsicht, sie dürfen nicht zu braun werden! Auf einem Teller abkühlen lassen.
3. Obst schneiden und dann auf einer Platte verteilen. Krokant, Schokostreusel und Kokosraspel in Schälchen verteilen.
4. Nun bekommt jeder eine lange Gabel oder einen Holzspieß, spießt damit ein Stück Obst auf, zieht es durch die Vanillecreme und entscheidet sich für Krokant, Schokostreusel oder Kokosraspel als Topping!

Kräuterlimonade

Für 8 Portionen

2–4 EL	getr. Pfefferminze oder
10–12	frische Minzzweige
	Honig
1 l	naturtrüber Apfelsaft
1 l	Sprudelwasser
8	Blättchen Zitronenmelisse
8	Zitronenscheiben

1. 500 ml Wasser aufkochen und die Pfefferminze zu einem sehr starken Tee aufbrühen. Anschließend den Tee mit Honig süßen. Abkühlen lassen und in einem Eiswürfelbereiter einfrieren.
2. Apfelsaft und Mineralwasser mischen, in vier Gläser jeweils 4 Eiswürfel geben und die Apfelschorle darüber gießen. Die Gläser jeweils mit 1 Blättchen Zitronenmelisse und 1 Zitronenscheibe dekorieren.

Zeit zum Gefrieren: 4 Stunden

Herbst

Kartoffelecken mit Remoulade und Ketchup

Für 8 Portionen

	Kartoffelecken:
2 kg	Kartoffeln, vorwiegend festkochend
4 EL	Olivenöl
1 TL	Paprikapulver, edelsüß
	Jodsalz

1. Den Backofen auf 180 °C vorheizen. Die Kartoffeln unter fließendem Wasser bürsten und der Länge nach in 8–16 Stücke schneiden.
2. Das Olivenöl mit dem Paprikapulver verrühren und in einer Schüssel mit den Kartoffeln mischen. Die Kartoffeln auf einem mit Backpapier ausgelegten Backblech gleichmäßig verteilen und 20 Minuten im vorgeheizten Ofen backen. Dann wenden und weitere 20 Minuten goldbraun backen. Mit Jodsalz abschmecken und zusammen mit Remoulade (Rezept unten) und Ketchup (Rezept S. 193) servieren.

Backzeit: 40 Minuten

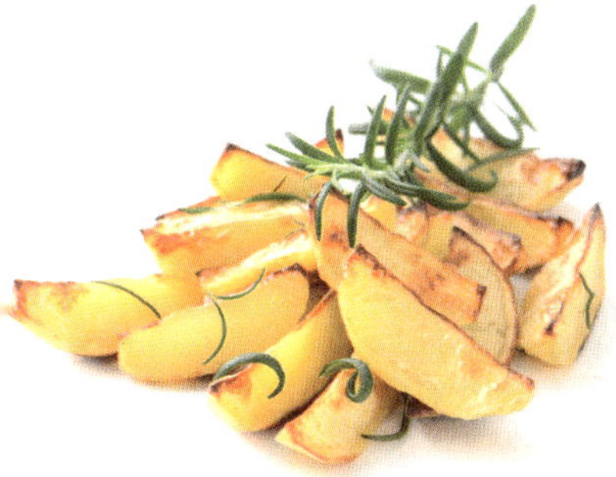

	Remoulade:
6	Eier
700 g	Magerquark
4 EL	Rapsöl
500 g	Gewürzgurken (aus dem Glas)
1 Bd.	Dill
	Jodsalz

1. Die Eier hart kochen und pellen. Die Eigelbe mit dem Quark und dem Rapsöl pürieren. Die Eiweiße und die Gewürzgurken in sehr feine Würfel schneiden und unter die Quarkmasse geben.
2. Den Dill fein schneiden und unterziehen. Die Remoulade mit Jodsalz und etwas Gurkenwasser abschmecken.

Ayran

Für 8 Portionen

1 kg	türkischer Joghurt (10 % Fett), gut gekühlt
	Jodsalz, Zitronensaft, Minze

1. Den Joghurt mit 500 ml kaltem Wasser mixen, sodass sich ein wenig Schaum bildet. Mit den Gewürzen und der Minze abschmecken und kalt servieren.

Tipp

Anstelle von türkischem Joghurt können Sie 600 g Joghurt und 400 g saure Sahne verwenden.

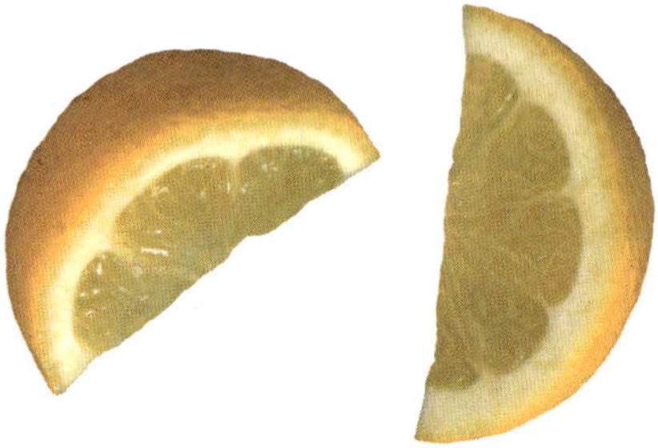

Winter

Die Attraktion an Kindergeburtstagen ist Pizza im Raclettegerät! Hierfür backen Sie viele kleine Pizzaböden (angepasst an die Größe der Racletteförmchen) vor. Tomatensauce, Gemüse und Käse werden auf Schälchen verteilt und jedes Kind darf sich seine Pizza zaubern! Schneiden Sie dazu reichlich Gemüse auf – es wird auch gern nebenbei geknabbert!

Kinderpunsch

Für 8 Portionen

8 Beutel	Früchtetee
8	Gewürznelken
500 ml	Apfelsaft
500 ml	Orangensaft
	Honig, Zimt, Vanille

1. 700 ml Wasser in einem Topf zum Kochen bringen, Beuteltee und Nelken dazugeben und etwa 5 Minuten ziehen lassen. Beides herausnehmen, die Säfte dazugießen.
2. Noch einmal aufkochen und mit den Gewürzen abschmecken. Den Punsch auf acht Gläser oder Tassen verteilen.

Tipp

Der Kinderpunsch schmeckt warm oder kalt.

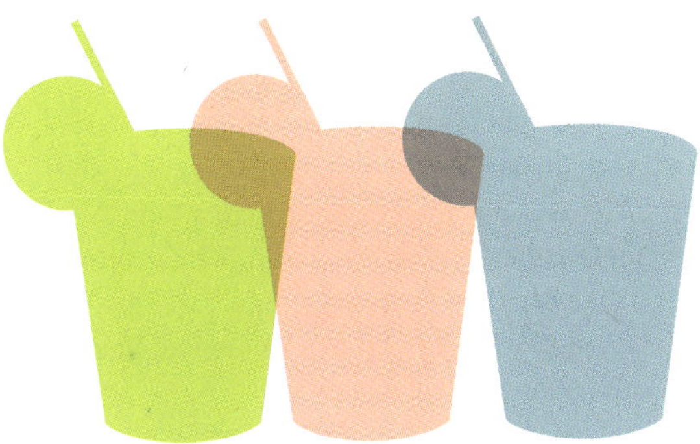

Minipizzen aus dem Raclettegerät

Für 8 Portionen

	Für den Teig:
½ Würfel	Hefe
½ TL	Jodsalz
400 g	Weizenvollkornmehl
3 EL	Olivenöl
	Für die Tomatensauce:
100 g	Tomatenmark
2 EL	Olivenöl
1 TL	Kräutersalz
1 TL	Oregano
2	Tomaten
	Für den Belag:
reichlich	Gemüse, z. B. Paprika, Mais, Pilze, Spinat, Brokkoli, in mundgerechte Stücke geschnitten
ca. 250 g	Käse, z. B. Mozzarella, Feta oder Gouda

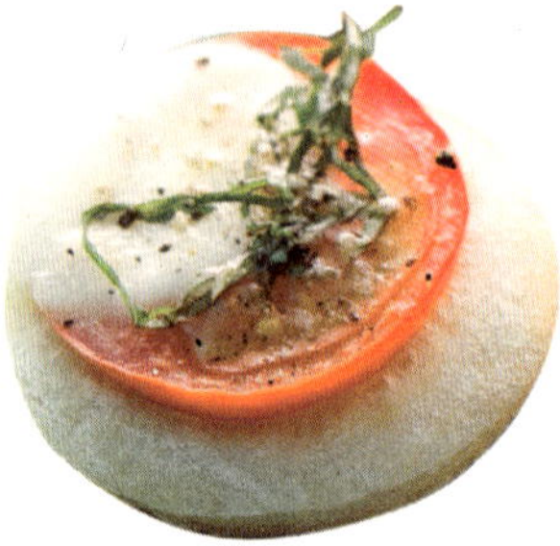

1. Für den Teig die Hefe mit Jodsalz in 200–250 ml lauwarmem Wasser auflösen, Mehl dazugeben und gut verrühren, zum Schluss das Öl unterkneten. Den Teig 1–2 Minuten kneten, die Feuchtigkeit überprüfen, eventuell noch etwas Wasser oder Mehl hinzufügen, weitere 8 Minuten zu einem geschmeidigen Teig verkneten. Den Teig abgedeckt 30 Minuten gehen lassen.
2. Den Backofen auf 200 °C Umluft vorheizen. Den Teig nochmals kräftig durchkneten, dünn ausrollen und mit einem Glas, das den Durchmesser der Racletteförmchen hat, etwa 30 Minipizzaböden ausstechen. Auf zwei mit Backpapier ausgelegte Bleche verteilen und mit der Gabel mehrmals einstechen. Nochmals kurz gehen lassen.

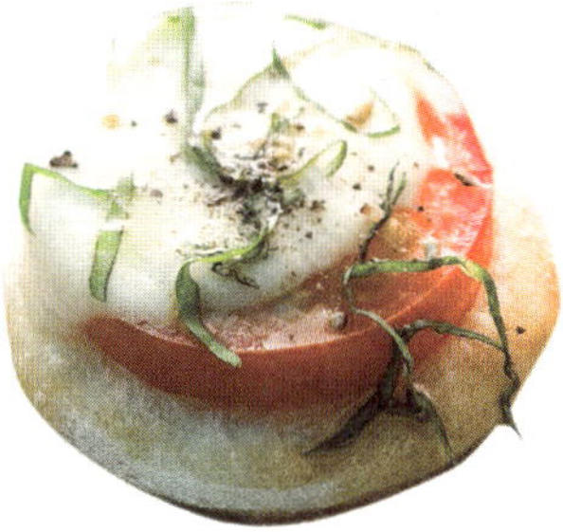

3. Die Pizzaböden etwa 5 Minuten vorbacken und anschließend auf einem Kuchengitter abkühlen lassen.
4. Für die Tomatensauce das Tomatenmark mit dem Olivenöl und den Gewürzen glatt rühren. Tomaten in sehr kleine Würfel (etwa 0,5 cm Kantenlänge) schneiden und unter die Tomatensauce rühren.
5. Für den Belag Gemüse, das nicht roh auf die Pizzaböden gelegt werden soll, in Salzwasser bissfest garen. Den Käse reiben bzw. zerbröckeln.

Jedes Kind nimmt sich jeweils einen Pizzaboden, den es individuell belegt, in ein Raclettepfännchen gibt und im Raclettegerät backt.

Variation

Pitataschen

Wenn Sie den Teig etwa 1,5 cm dick ausrollen, mit einem Glas rund ausstechen, 10 Minuten gehen lassen und dann 15 Minuten abbacken, entsteht in der Mitte des Gebäcks eine große Luftblase und Sie erhalten Pitataschen. Einfach aufschneiden und beliebig füllen: mit Salat, Kräuterquarkdip (Rezept S. 194), Käse oder Linsen-Couscous-Bällchen (Rezept S. 196).

Tipps

Vorgebackene und nicht belegte Böden lassen sich 3 Tage in einer Tüte aufbewahren bzw. einfrieren, sodass am Tag des Geburtstagsfestes nicht mehr viel Arbeit ist.

Anstelle von frischen Tomaten eignen sich auch 150 g geschälte Tomaten aus dem Glas.

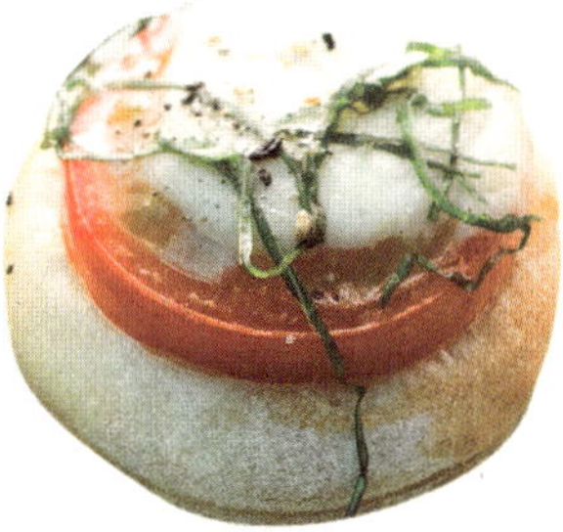

Anhang

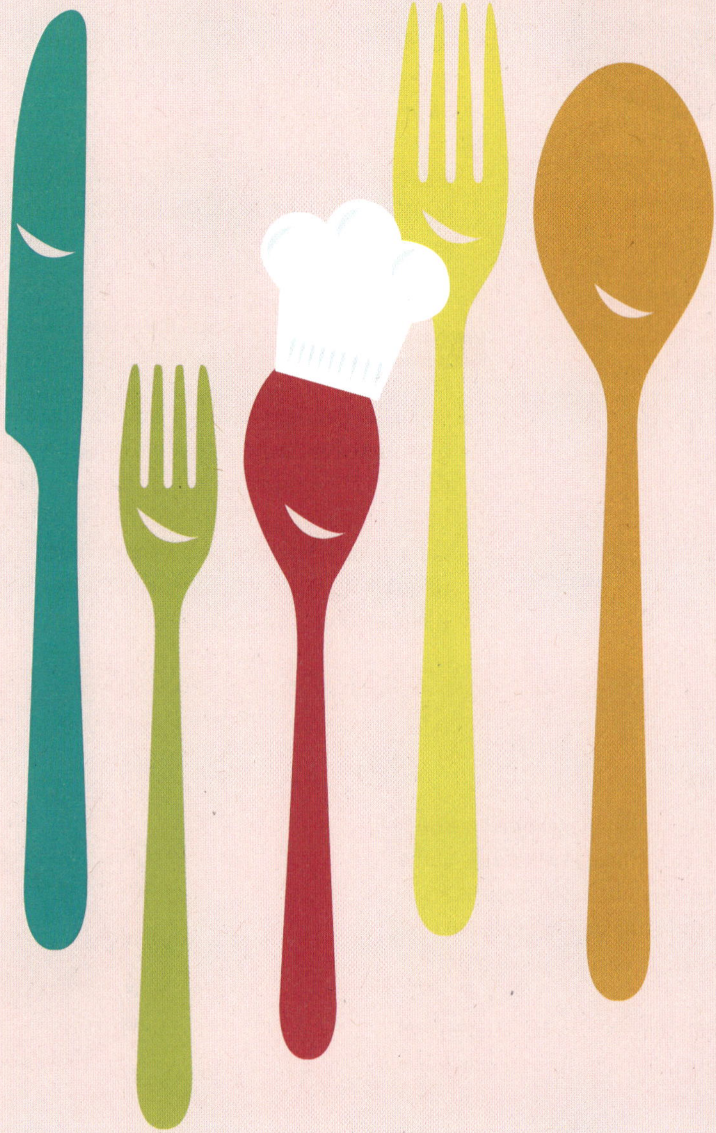

Rezepte im Überblick

Frühstück – erste Hauptmahlzeit

Warme Hauptmahlzeiten

Zwischenmahlzeiten und Desserts

Kalte Hauptmahlzeiten und leichte Suppen

Kindergeburtstage

Frühling

Sommer

Herbst

Winter

Rezepte von A bis Z

Verbraucherzentralen

Verbraucherzentrale Baden-Württemberg e. V.
Paulinenstraße 47
70178 Stuttgart
Telefon: 07 11/66 91-10
Fax: 07 11/66 91-50
www.vz-bawue.de

Verbraucherzentrale Bayern e. V.
Mozartstraße 9
80336 München
Telefon: 0 89/5 39 87-0
Fax: 0 89/53 75 53
www.vz-bayern.de

Verbraucherzentrale Berlin e. V.
Hardenbergplatz 2
10623 Berlin
Telefon: 0 30/2 14 85-0
Fax: 0 30/2 11 72 01
www.vz-berlin.de

Verbraucherzentrale Brandenburg e. V.
Templiner Straße 21
14473 Potsdam
Telefon: 03 31/2 98 71-0
Fax: 03 31/2 98 71-77
www.vzb.de

Verbraucherzentrale Bremen e. V.
Altenweg 4
28195 Bremen
Telefon: 04 21/1 60 77-7
Fax: 04 21/1 60 77-80
www.verbraucherzentrale-bremen.de

Verbraucherzentrale Hamburg e. V.
Kirchenallee 22
20099 Hamburg
Telefon: 0 40/2 48 32-0
Fax: 0 40/2 48 32-290
www.vzhh.de

Verbraucherzentrale Hessen e. V.
Große Friedberger Straße 13–17
60313 Frankfurt/Main
Telefon: 0 18 05/97 20 10-900
Fax: 0 69/97 20 10-40
www.verbraucher.de

Verbraucherzentrale Mecklenburg-Vorpommern e. V.
Strandstraße 98
18055 Rostock
Telefon: 03 81/2 08 70-50
Fax: 03 81/2 08 70-30
www.nvzmv.de

Verbraucherzentrale Niedersachsen e. V.
Herrenstraße 14
30159 Hannover
Telefon: 05 11/ 9 11 96-0
Fax: 05 11/9 11 96-10
www.vz-niedersachsen.de

Verbraucherzentrale Nordrhein-Westfalen e. V.
Mintropstraße 27
40215 Düsseldorf
Telefon: 02 11/38 09-0
Fax: 02 11/38 09-216
www.vz-nrw.de

Verbraucherzentrale Rheinland-Pfalz e. V.
Seppel-Glückert-Passage 10
55116 Mainz
Telefon: 0 61 31/28 48-0
Fax: 0 61 31/28 48-66
www.vz-rlp.de

Verbraucherzentrale des Saarlandes e. V.
Trierer Straße 22
66111 Saarbrücken
Telefon: 06 81/5 00 89-0
Fax: 06 81/5 00 89-22
www.vz-saar.de

Verbraucherzentrale Sachsen e. V.
Katharinenstraße 17
04109 Leipzig
Telefon: 03 41/69 62 90
Fax: 03 41/6 89 28 26
www.vzs.de

Verbraucherzentrale Sachsen-Anhalt e. V.
Steinbockgasse 1
06108 Halle
Telefon: 03 45/2 98 03-29
Fax: 03 45/2 98 03-26
www.vzsa.de

Verbraucherzentrale Schleswig-Holstein e. V.
Andreas-Gayk-Straße 15
24103 Kiel
Telefon: 04 31/5 90 99-0
Fax: 04 31/5 90 99-77
www.vzsh.de

Verbraucherzentrale Thüringen e. V.
Eugen-Richter-Straße 45
99085 Erfurt
Telefon: 03 61/5 55 14-0
Fax: 03 61/5 55 14-40
www.vzth.de

Verbraucherzentrale Bundesverband e. V.
Markgrafenstraße 66
10969 Berlin
Telefon: 0 30/2 58 00-0
Fax: 0 30/2 58 00-518
www.vzbv.de

Impressum

Herausgeber

Verbraucherzentrale Nordrhein-Westfalen e. V.
Mintropstraße 27, 40215 Düsseldorf
Telefon: 02 11/38 09-555, Telefax: 02 11/38 09-235
publikationen@vz-nrw.de
www.vz-nrw.de

Mitherausgeber

Verbraucherzentrale Hamburg e. V.
Kirchenallee 22, 20099 Hamburg
Telefon: 0 40/2 48 32-0, Telefax: 0 40/2 48 32-2 90
www.vzhh.de

Text	Edith Gätjen, Bergisch Gladbach
Koordination	Wolfgang Starke
Lektorat	Claudia Boss-Teichmann, www.value-edit.de
Lektoratsassistenz	Aranka Schindler
Fachliche Betreuung	Gabriele Graf, Ursula Plitzko
Nährwertberechnung	Luisa Cameli
Layout und Produktion	Ute Lübbeke, www.LNT-design.de
Titelbild und Collagen	Ute Lübbeke, www.LNT-design.de
Bildnachweis	Aufmacherfotos: StockFood: S. 89, 108, 151, 175; Fotolia.com: S. 204 Freigestellte Fotos: StockFood: S. 212/213; Fotolia.com und Corbis Photo disc
Druck	Phoenix Print GmbH, Würzburg Gedruckt auf 100 % Recyclingpapier

Redaktionsschluss: Januar 2016